老化と病気を寄せつけない、
今すぐ始められる生活習慣

正しい美容と健康は〝引き算〟から

株式会社谷商会
代表取締役
谷 義彦
Tani Yoshihiko

Clover
クローバー出版

はじめに　～誰かのために生きてこそ、人生には価値がある～

私は美容商社を経営しておりますが、病気になって初めて大切なことに気づくことがあります。これは、病気を経験された多くの方々が思うことではないでしょうか。

軽い病気であれば、日々の生活習慣を振り返り、体に良いことを始めようと思うものです。しかし、病気が重いものであるほど、そこから得られる気づきは深く、単に病気を治すだけでなく、自身の人生四観（人間観、仕事観、人生観、社会観）について再度考え直す機会になると思います。

私が中学2年生のとき、母親が胃の痛みを訴え、病院で検査をしました。結果は「胃がんのステージ4、余命3カ月」と診断され、母は1年間の闘病を経て他界しました。

私は当時、自分では何もできない悔しさから、子どもながらにがん治療に対する執着心を持ち、さまざまな文献を読んで学習しました。「私のような経験をしている人を助けることができたら……」という一念で、がんを完治させるための方法を探し続けました。

しかし、その後も、身近な人のがんによる死別に直面することが続き、がんを完治させることがどれほど大変なのかを痛感しました。

２０２０年は、新型コロナウイルス感染症が世界中に広がりました。この年、私自身もまた、２つの〝爆弾（難治性の病）〟を抱えることになりました。１つは脳動脈瘤《のうどうみゃくりゅう》で、瘤《こぶ》が大きくなれば、くも膜下出血を起こすリスクがあります。もう1つはＭＧＵＳ（意義不明の単クローン性ガンマグロブリン血症）で、進行すれば抗がん剤が効かない血液がんで、「余命3年不治の病」と言われている多発性骨髄腫《こつずいしゅ》を発症するリスクがあります。

私は、この年のお盆休み前に原因不明の倦怠《けんたい》感が続き、複数の病院を受診しました。最後に受診した病院で、院長先生に「血液検査をしてもらえませんか」とお願いしました。数日後に病院から電話があり、「もう一度来院してください」と言われました。翌日病院に行くと、病名を告げられました。

その病名をインターネットで検索すると、目の前が真っ暗になりました。まさしく絶望の瞬間でした。家族がいて、会社があり、社員とその家族がいるのに……。その後10日間ほどは何をどうしたらいいのかわからず、「10万人に5人しか発症しない病気なのに、何で自分が……」と、現実を受け入れることができませんでした。

途方に暮れているとき、院長先生から「あきらめるのはまだ早いです。大学病院には新薬の治験もありますから、紹介状を書きますから、受診してください」と言われました。そのおかげで、神戸にある大学病院の教授に主治医になっていただくことができました。

また、その後も医療従事者の方々からさまざまなドクターの評判を聞き、数限りない病院を受診し、信頼できる主治医の先生と代替医療のドクターを複数持つことができました。

その結果、一般的な病院では根治困難とされる病であっても、「打つべき手はある、やるべきこともたくさんある」という事実に気づくことができました。そして、治療には「医療でできること」と「日常生活において患者自身ができること」の2つがあることを知りました。そこで、私は自分でできることに精一杯取り組んで、病を克服しようと考えました。診察を受ける度にドクターにたくさんの質問をして、納得のいく回答を得て日常生活を改善していきました。

読者のみなさんは「複数のドクターからそれぞれ違う意見を言われて、混乱するのでは……」と思われるかもしれません。しかし、ドクターからのフィードバックは見事に一致していたのです。そのことに私は驚くと同時に、感動しました。この事実を多くの人々に知ってもらいたい。これが、本書を執筆しようと思った一番の理由です。

病に罹《かか》ると、人は日常生活の止し方に悩み、あれこれと色々な治療法や薬に手を出してしまうものです。しかし、確かな基本を知っていれば、回り道をせずにすむと思います。

そこで、本書では、私自身の経験をもとに「美容商社の社長がドクターに教えてもらった病気の予防・改善と未病対策」というテーマでまとめています。

「人生100年時代」を迎えた今、人がしあわせに生きていくためには、衣食住に加えて「健康」が重要であることは、万人がわかっていることです。一方、「美容」については、「一部のマニアのもの」、あるいは「年齢とともにあきらめていくもの」という考え方が巷《ちまた》には根強いように思います。

年齢より若く見える人は、体も健康です。美容と健康には確かな相互作用があるのです。私は、病を経て、「美容」というものを「健康」の視点から捉え直すことができました。

また、人は重い病になって、初めて気づくことがあります。

私はこれまで美容商社の経営者として、さまざまな学びを得てきましたが、自らの病を通して確信したことがあります。それは、「人生は〝Soul Journey〟である」ということです。

これは、人は魂を磨くために生まれてきており、人が生きる真の目的は「人をしあわせにすることである」という真理に基づくものです。

　このような私の経験と学びが、多くの方々にお役立ていただけたら、これほどうれしいことはありません。

　また、本書は医学書ではありませんので、記述した内容について個々の出典の掲示は省略し、参考にさせていただいた書籍などは巻末にまとめて掲載しています。お約束できるのは、すべて嘘偽りなく正直に書いていることです。

　多くの方々に「病気の予防・改善と未病対策」を考えていただくことによって、健康寿命を伸ばし、しあわせに生きていくことへの一助になることを心から願っています。親身に寄り添ってくださったドクターのみなさまに、あらためて心から感謝の意を表します。

２０２３年12月吉日　谷 義彦

監修医の言葉

本書の中では、いくつかの民間療法や補完・代替療法が紹介されています。これらは、著者が自身の体験と経験を語っているものであり、すべてを読者のみなさまに積極的にすすめているわけではありません。本書の監修に入らせていただいた内科医である私自身も、すべてを推奨しているわけではありません。

著者が本書を通して読者のみなさまにお伝えしたいことを代弁させていただくと、一般的な病院やクリニックで行われている、厚生労働省が承認した効果効能が科学的に立証されている保険治療以外にも、世の中には現時点では科学的に証明されていないが効果がある、もしくは効果を期待できる治療法や、日本の厚生労働省は承認していないが世界では承認されている治療法がたくさんあるということです。

それらの治療薬や治療を行うためには、SNSやインターネットなどの情報を鵜呑《うの》みにして自己流で行うのではなく、まずはドクターの意見を聞いてみること、そして治療法に理解のあるドクターを見つけて、その指示の下で行っていくことが非常に大切であるということです。

本書の内容は、医療に関する基礎的知識のない方にはやや難しいと感じられる部分もあると思いますが、「正しい健康法は、まずは引き算をしてから」という骨組みで構成されていますので、最初は「何を引けばいいのか?」という点に注視して読んでいただいてもよいかと思います。

みなさまの日々の健康のために、本書がお役に立てば幸いです。

2023年12月吉日
THE WELLNESS CLINIC院長・医学博士　丁《てい》 秀鎮《しゅうちん》

序章　正しい健康法は、「引き算」をしてから「足し算」をする

近年、人々の健康志向の高まりを背景に、「カラダにいい」ことを強調した、さまざまな健康食品やサプリメントなどが販売されています。しかし、その一方で、日本人の生活習慣病はこの20年間増え続けています。

健康志向は今に始まったことではありません。しかし、カラダにいいことをしようとしているにもかかわらず、未病（発病には至らないものの、軽い症状が出ている状態）や病気は増え続けているのです。ここに1つの問題があり、まずは「正しい健康法」について考える必要があります。

それは「引き算」から始めることです。

たとえば、低体温（体の表面温度が36℃を下回る状態）は万病の元とされていますが、これは細胞が栄養失調となることが原因であると言われています。

細胞には「リン」「マグネシウム」「カリウム」などのミネラルが必要ですが、食べ物に

含まれる「水銀」や「鉛」「ヒ素」などの有害重金属や有害ミネラルが、これらの必須ミネラルの吸収を阻害していることが考えられます。つまり、体に有害なものをデトックス（排出）してからでないと、細胞は必要なミネラルを補うことができないということです。

このように、健康のために何か新しいことを始める（足し算）ことよりも、まずは「健康を阻害しているものをやめる（引き算）」ことが大事です。健康食品やサプリメントの良し悪しを論じる前に、多くの方々がこの点を見落としていることが問題だと思います。つまり、正しい健康法とは、「引き算」をしてから「足し算」をすることなのです。

そして、この「足し算ではなく、引き算が大事である」という事実は、健康だけでなく、美容にも当てはまると言えます。

本書では、これらの引き算を5つ設定して、第1章から第5章において1つずつ説明していきます。

5つの引き算とは、次のようなものです。

第1章「体に悪い油を引く」……体に悪い油を引いて、血管系の病気リスクを抑える

第2章「有害重金属と有害ミネラルを引く」……有害重金属と有害ミネラルを引いて、細胞の元気を取り戻す
第3章「活性酸素を引く」……4つの活性酸素を引いて、体の酸化を抑える
第4章「AGEsを引く」……AGEs（終末糖化産物）を引いて、体の糖化を抑える
第5章「放射性物質を引く」……放射性物質を引いて、DNAの損傷を抑える

また、「引き算」をした後には、「足し算」として、私が実践する美容と健康習慣づくり法を第6章から第8章において解説しています。ぜひ参考にしていただければ幸いです。

目次

第4章 AGEs（終末糖化産物）を引く

第5章 放射性物質を引く

第6章 細胞を元気にするビタミン・ミネラルとマクロファージの活性化療法

第7章 怪我の回復を早めるために

第8章 いい健康習慣をつくる

＊本書に記載されている内容は、著者の体験に基づくものであり、本書の内容を実践した結果生じたあらゆる直接的・間接的損害について、出版社・監修者・著者はいかなる責任も負いません。実践する際は、必ず医師またはその他の資格を有する医療専門家にご相談ください。

第1章

体に悪い油を引く

1 飽和脂肪酸とトランス脂肪酸を引く

「体にいい油」で血管を強くする

血管を強くするには、「体にいい油に変えることがとても大事である」ことをドクターに教えていただきました。「油は太る」と連想する方は多いと思いますが、人間は油（脂質）を適量摂らなければ、体のさまざまな機能に影響が生じます。油には、「細胞膜の形成」や「肌や髪を健康に保つ」「脳や神経の機能を保つ」「ホルモンの材料になる」などの役割があり、油が不足すると「血管が弱くなる」「脂溶性のビタミンの吸収が悪くなる」などの弊害が起こると言われています。

ただし、油にもさまざまな種類があり、体にどのような影響を及ぼすかは種類によって異なります。積極的に摂りたい油と、できる限り避けたい油があります。

「飽和脂肪酸」と「トランス脂肪酸」を引く

油の種類は、主成分である脂肪酸の構造で決まります。**病気の予防・改善という視点では、「飽和脂肪酸」と「トランス脂肪酸」を引く（＝摂取しない）ことが大事になります。**

飽和脂肪酸は、常温では固体であることが多く、酸化しにくいという特徴があり、肉類やバター、乳製品、パーム油などに含まれています。摂り過ぎるとＬＤＬ（悪玉コレステロール）や中性脂肪を増やし、心筋梗塞や肥満、糖尿病のリスクが高まります。

トランス脂肪酸は、体に不要な脂肪酸であり、長期間の過剰摂取により血中のＬＤＬを増やし、ＨＤＬ（善玉コレステロール）を減少させることが指摘されています。

国連の機関であるＷＨＯ（世界保健機関）とＦＡＯ（食糧農業機関）は、心臓血管系の健康増進のため、食事からのトランス脂肪酸摂取を極めて抑えるべきであり、最大でも1日当たりの総エネルギー摂取量の1％未満にするように勧告しています。

もう1つ、**トランス脂肪酸の大きな問題は、細胞の機能を阻害する**ことです。細胞が健康であるかどうかのカギは「細胞膜」にかかっています。それは、細胞膜が「酸素や栄養素の受け渡しをする」「情報伝達の信号を送る」「老廃物を排泄する」などの重要な役割を担っているからです。

この細胞膜の構成成分は脂質です。良い脂質で構成された細胞膜は、細胞膜本来の正しい機能を果たしますが、悪い脂質で構成されてしまった細胞膜は、その機能を果たせなくなり、弱体化してしまいます。トランス脂肪酸は、その悪い油の代表格と言えるのです。

トランス脂肪酸は一般的に、植物性油に水素添加することでつくられます。マーガリンやショートニングに多く含まれてい

図表1　脂肪酸の種類

脂肪酸の種類	主な脂肪酸	代表的な食品
一価：オメガ9系	オレイン酸	オリーブオイル、アボカドオイルなど
多価：オメガ6系	リノール酸	ベニ花油、コーン油、ゴマ油など
多価：オメガ3系	α-リノレン酸	エゴマ油、亜麻仁油など
多価：オメガ3系	EPA	青魚（サバ、イワシ、サンマ）などに含まれる
多価：オメガ3系	DHA	青魚（サバ、イワシ、サンマ）などに含まれる

て、これらを原材料に使った菓子、パン、ケーキ、揚げ物などにも多く含まれています。日本では現在のところ規制はありませんが、WHOは、2023年を目途に食生活における人工的なトランス脂肪酸を全廃することを宣言しています。これを受けて、アメリカやカナダなどの国も禁止しているので、市販の食品を購入する際には、原材料名に「マーガリン」「ショートニング」「ファットスプレッド」「加工油脂」などの記載がないかどうか、自分自身でチェックする必要があります。

脂肪酸の種類に注意！

いい油を摂取しても、同時に悪い油も摂ってしまっていては、何の意味もありません。「α－リノレン酸」「EPA」「DHA」などのオメガ3系脂肪酸は炎症を抑えますが、「リノール酸」などのオメガ6系脂肪酸は血液を凝固させ、炎症に火をつけます。

細胞膜の性質は、口から入った脂質の比率によって決まります。オメガ3系のサプリメントを摂っていても、食事から悪い油を摂り過ぎていれば、効果は期待できなくなる可能性があるのです。

2 体にいい油を摂る習慣

納豆にオリーブオイルをかけて食べる

私は、体にいい油を摂ることを習慣にしています。たとえば、調理用オイルには「オリーブオイル」のみを使い、野菜サラダは「亜麻仁油《アマニ》」にしています。また、週に1～2回は「サバ」などの青魚を食べるようにしています。仕事の出張先で「オメガ3系」の多価不飽和脂肪酸を摂れないときは、重金属や有害汚染の心配がない植物性オメガ3系脂肪酸の「DPA（ドコサペンタエン酸）」だけをサプリメントで補うようにしています。

私が特におすすめしたいのは、「納豆にオリーブオイルをかけて食べる」ことです。納豆に含まれている酵素「ナットウキナーゼ」には、血液の塊《かたまり》である血栓を溶かして血液をサラサラにするという作用があります。ナットウキナーゼにオメガ9系脂肪酸の効果を加えることで、悪玉コレステロールを減らし、腸の動きを活性化させることができます。

納豆を食べるときの注意事項

ただし、納豆を食べるときは、ナットウキナーゼの効果を最大にするために、必ず30回以上かき混ぜてください。また、ナットウキナーゼは熱に弱いので、熱々のご飯に乗せて食べないようにします。

そのほか、生卵（タンパク質）と混ぜ合わせると、ナットウキナーゼの効果が半減するので、生卵を混ぜてはいけません。納豆を食べるときは、他のタンパク質と混ざらないように、食事の最初に食べることをおすすめします。

3 血管系の病気は、急死のリスクが高い

樹木希林さんが「がんで良かった」と言った理由

女優の樹木希林さんが生前、がんで闘病中のときに「がんで良かった……」と語っていたことは、多くの方々の記憶に残っているのではないでしょうか。

がんで良かった……とは、「がんで急死することはないので、逢いたい人に逢える。行きたいところに行ける。食べたいものを食べ、話したいことを話せる。つまり、死の準備をゆっくりできる」という意味です。

しかし、がんと違って、血管系の病気は一度倒れると数日で命を落とすことが多々あります。つまり、死の準備をすることが何もできないまま、いきなり他界してしまうという

リスクがあるのです。

脳動脈瘤のリスクを回避するには

数年前、私はお正月休みに頭痛が続いたことがありました。普段は頭痛が起こることなどなかったので、とても不安な気持ちになりました。また、前年に友人がくも膜下出血で他界していたので、頭の不調は早く対処したほうがいいと考え、脳神経外科で検査をしました。結果は「**脳動脈瘤がある**」ということでした。

脳動脈瘤とは、脳の動脈に生じた風船のような膨らみ（瘤）です。自覚症状が出ないことが多いのですが、破裂すると「くも膜下出血」を引き起こし、重篤な状態に至る可能性が高い病気です。

私は、その半年前に人間ドックのオプションで脳ドックを受けており、ドクターからは「そのときの検査画像を取り寄せるように」との指示がありました。そして、取り寄せた画像をドクターに見てもらった結果、脳動脈瘤の存在が確認できたのです（注　ＭＲＩの画像診断は、専門医でなければ見落とす可能性があります）。

「半年前にも脳動脈瘤があったということは、最近になって急に大きくなったものではないと考えられるので、まずは安心してください」とドクターに言われ、ホッとしました。

しかし、それ以降、半年ごとにMRI検査をし、脳動脈瘤の経過を観察していくことになりました。検査の度に、ドクターから**「脳動脈瘤破裂のリスクを回避するには、高血圧を予防し、タバコをやめることです。特に、電子タバコは依存性が高く、有害物質が低分子化している可能性が高いので、最もリスクが高い」**と言われました。

電子タバコは安心と思われがちですが、十分お気をつけください。

4 血圧を上げる誘因とは

血圧を上げる2大誘因は「塩分の摂り過ぎ」と「ストレス」

動脈硬化の進行には、1つの分岐点が存在すると言われます。それは、上の血圧（心臓が収縮したときの血圧）は上がり続けているのに、下の血圧（心臓が拡張したときの血圧）は逆に下がり始めたときです。

上の血圧と下の血圧の差は「脈圧」と呼ばれ、一般的に30〜50mmHg以内の範囲が望ましいと言われています。この脈圧とは、大動脈の動脈硬化の程度を反映する指標です。つまり、体の末梢の細い血管だけでなく、心臓に直結した大動脈や心臓の冠状動脈、脳動脈などの太い血管にも、動脈硬化の進行が見られるようになったことを示しているのです。

血圧を上げる誘因にはさまざまなものがありますが、**最もリスクが高いのは「塩分の摂り過ぎ」と「ストレス」です。**

①「塩分の摂り過ぎ」

塩分を摂ると、血液中にその成分のナトリウムが増えます。血液中のナトリウム濃度が上がると、それを薄めるために血液中の水分も増加し、血液の量そのものが増えてしまいます。血液量が増えると、心臓はより多くの血液を送り出すためにさらに大きな力を血管にかけなければならなくなるので、血圧が上がっていきます。

日本人は、1日に平均11gの塩分を摂っており、これは国際的に見ても摂り過ぎです。塩分の摂り過ぎを正すには、薄味に慣れ、食材自身の自然な味を楽しむような食生活へ改善することが求められます。

また、「カリウム」を摂ることで、ナトリウムの排出を促進することができます。カリウム含有量の多い食品は、切干大根、アボカド、枝豆、ニンジン、バナナ、芋類、海藻類などです。

②「ストレス」

心臓や血管の収縮と拡張に深く関与し、血圧をコントロールしているのが「自律神経」です。自律神経は、体の機能を高める「交感神経」と、体を休める「副交感神経」という、相反する2つの神経が存在します。ストレスがかかると交感神経は緊張し、血管をギュッと強く縮めて収縮させます。血管が細く狭いものになるので、血液も流れにくくなります。

さらに、ストレスによって心臓の心拍数が上がり、より多くの血液を全身に送り出そうとすることが血圧を上げてしまうのです。人間関係で悩み、睡眠不足が続き、ストレスを溜め込むと、日常的に血圧が高くなり、それが常態化して高血圧につながります。

したがって、休日にはゆっくり体を休めて、気持ちもリフレッシュさせることが、高血圧の予防や改善に役立ちます。

5 血圧を下げるための習慣

カリウムの多い食品を摂取し、ナトリウムが多い食品は控えめにする

血圧が上がらないようにするためには、カリウムの多い食品を摂取し、ナトリウムが多い食品を控えめにすることが非常に大切です。しかし、実際は習慣にしなければ、継続することはとても難しいと思います。

私の場合、「無農薬ニンジンジュース」と「無塩トマトジュース」を混ぜて飲み、「無農薬バナナ」、または「さつま芋」を蒸して食べることを毎朝の食習慣にしています。ニンジンやバナナ、アボカド、さつま芋にはカリウムが豊富に含まれているからです。

さらに、毎週月曜日は「ベジタブルデー」にし、この日は動物性食品を一切摂らず、植

物性の食品のみにして、胃腸を労《いしわ》るようにしています。野菜や穀物のみ（植物性食品）を食することは、カリウムを積極的に補給することにつながります。また、毎週木曜日は「カリウムデー」にしています。この日は、カリウムの多い食品を積極的に摂り、ナトリウムを抑えるようにしています。

ナトリウムを排出する習慣

このように、週に1回、曜日を事前に決めるだけで、普段の日も体内のカリウムやナトリウムのバランスについて少し意識できるようになりました。

鶏肉を食べるときも、素焼きにして、塩を使わずに山椒で食べるようにしています。通常、鶏肉を食べるときは塩コショウで調味します。特に焼き鳥などはかなりの塩分（ナトリウム）が含まれており、1日の摂取量を軽くオーバーしてしまいます。その点、山椒には塩分がほとんど含まれていないので、おすすめです。今では、このような小さな意識がとても大切だと思っています。

そして、毎日のお風呂では「マグネシウム半身浴」を20分、毎週のジムでは「エアロバイク」を45分、月に1～2回は「個室サウナ」で発汗してナトリウムを排出するように心がけています。特にビジネスパーソンの方々は、同僚や顧客、取引先とのお付き合いで外食することが多く、また食事を選べないため、必然的にナトリウム過多になっていると思いますので、ナトリウムの排出を意識したほうがいいと思います。

6 血管年齢が10歳若返る方法

血管内皮前駆細胞（EPC）を増やす

血管年齢を若返らせるのに役立つのが、「血管内皮《ないひ》前駆《ぜんく》細胞（ＥＰＣ）」です。

ＥＰＣとは骨髄由来の細胞で、成人における幹《かん》細胞の１つです。血管に分化できる細胞で、損傷した血管を修復及び補充することができます。つまり、骨髄で産生されたＥＰＣが血流に乗って動脈硬化を起こしたところに集まり、血管を修復し、その若返りを図ります。

ウォーキングやヨガなどの運動は、このＥＰＣを増やしたり、働きを活性化させたりする最も効果的な方法です。つまり、日常生活に組み込んだ優しい有酸素運動によって、動脈硬化が進行した血管を修復し、しなやかで弾性に富んだ血管を取り戻すことができるのです。

暴飲暴食や不規則な生活、運動不足などは血管を老化させてしまいますが、食事や運動などの生活スタイルの改善により、血管を若返らせ活き活きとさせることができます。兎《と》にも角《かく》にも食生活の改善が基本中の基本です。

青魚を食べてＥＰＡを摂取する

私が最もおすすめしたいのは、**サバやイワシ、サンマなどの青魚を食べる**ことです。これらは体をつくる良質なタンパク質が豊富で、かつ血管を若返らせる良質な脂肪酸＝「エイコサペンタエン酸（ＥＰＡ）」が大量に含まれています。「ＥＰＡ」は、オメガ３系脂肪酸の１つで、血液中の悪玉コレステロールや中性脂肪を減らす一方で、善玉コレステロールを増やし、動脈硬化の進行を抑えて血管を若返らせます。

ＥＰＡには高血圧の改善作用もあり、心筋梗塞や脳梗塞などの予防にも貢献します。青魚を週３日は食べるようにしたいところですが、困難な場合はサプリメントで補います。

ＥＰＡのサプリメントを選ぶ際は、フィッシュオイルであるため、酸化防止のビタミンＥなどが含まれていて、魚のリスク成分でもある水銀に対する対策をしている商品をおすすめします。

納豆や豆腐などの大豆食品を食べる

日本の伝統食品である納豆や豆腐などの大豆食品も、血管を若返らせる食品としておすすめです。この大豆タンパク質は消化吸収率がとても高く、納豆で91％、豆腐で95％です。大豆食品には、良質のタンパク質だけでなく、血管を若返らせる「大豆イソフラボン」「大豆レシチン」「大豆サポニン」が多量に含まれています。大豆イソフラボンは抗酸化ポリフェノールの一種で、消化される段階でタンパク質加水分解物（ペプチド）がつくられ、これらが余ったコレステロールなどを体外に排出し、血液中のコレステロールを適正に維持します。

男性と比べて女性に心筋梗塞や脳梗塞などが少ないのは、女性ホルモンが血管を守り、動脈硬化の進行を抑え、血管を若々しく保っているからです。大豆イソフラボンは、この女性ホルモンの「エストロゲン」と構造が似ていることから、「植物エストロゲン」とも呼ばれます。女性ホルモンと同様の働きがあり、血液中の悪玉コレステロールや中性脂肪をしっかり取り除いてくれるのです。

その他、カリウムやカルシウム、マグネシウム、ビタミンB1、ビタミンEなど、血管の若返りに有効な栄養素が、大豆食品には豊富に含まれています。

ファイトケミカルを摂る

血管を若返らせるために欠かせないのが「ファイトケミカル」です。ファイト＝植物、ケミカル＝化学物質で、ファイトケミカルは、植物がつくる化学物質の総称です。大豆イソフラボンや大豆レシチン、大豆サポニン、ポリフェノール、β－カロテン、リコピンなどのことです。ファイトケミカルの優れた効果の代表は、抗酸化作用です。

老化することは酸化することと言われますが、酸化の主要な元凶は活性酸素で、活性酸素による酸化から血管を守る働きが抗酸化作用です（第3章で詳説）。

強力な抗酸化作用を発揮するファイトケミカルが、タマネギに含まれる「イソアリシン」、

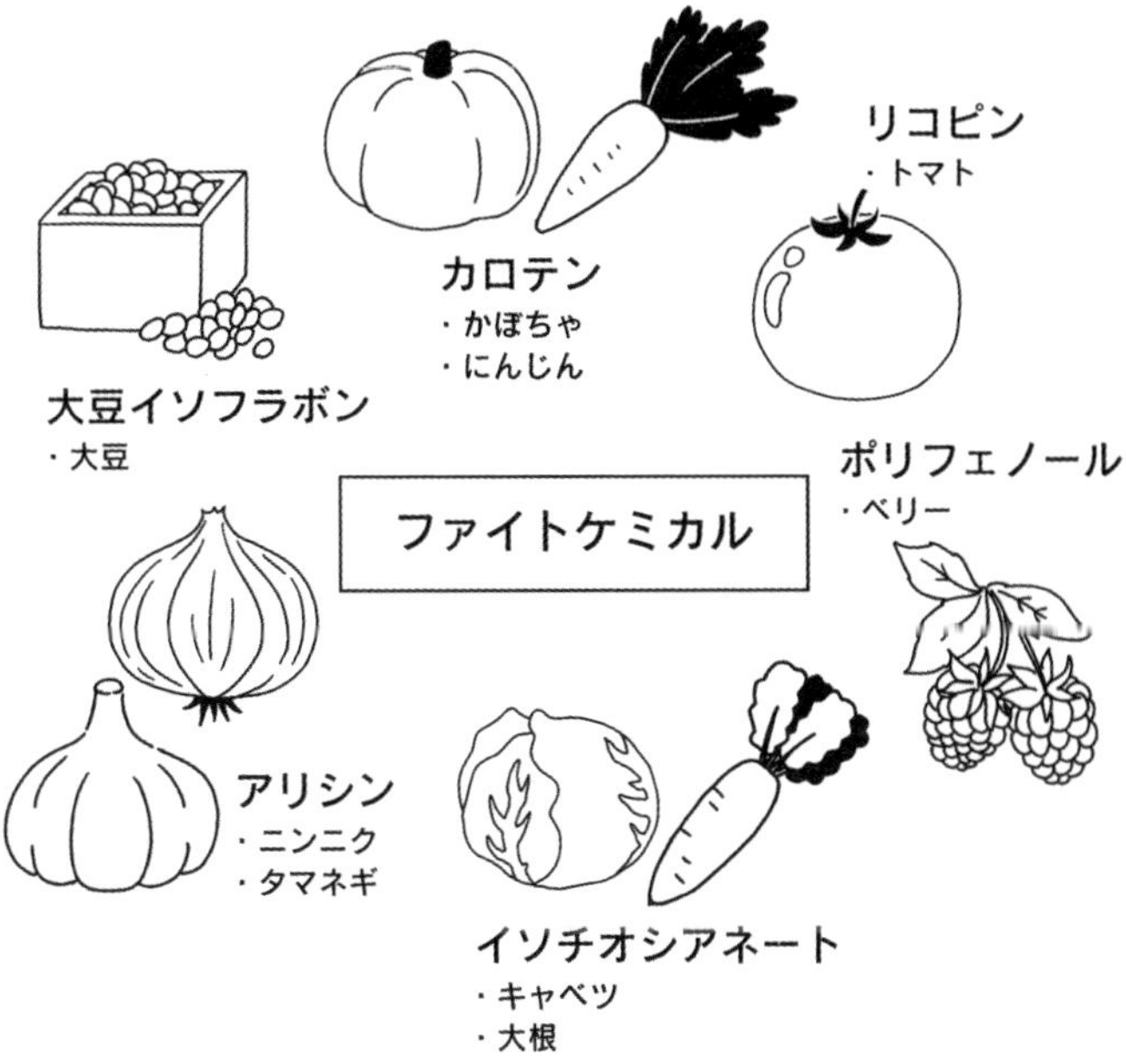

トマトに含まれる「**リコピン**」です。特にリコピンの抗酸化力は、ビタミンEの約100倍に達すると言われています。さらにリコピンは、脂肪細胞が分泌する善玉の生理活性物質の血中濃度を高め、血管壁の修復作用を促し、血管の若返りを図ります。

また、ニンニクに含まれるアリインが「**アリシン**」という化合物に変わり、極めて強い抗酸化力を発揮します。血液中の悪玉コレステロールを減らすと同時に、血液が固まるのを防ぎ、心筋梗塞や脳梗塞の発症を抑えます。

ニンジンに豊富に含まれる「**β－カロテン**」にも強力な抗酸化作用があり、動脈硬化の進行を防ぎます。また、キャベツに大量に含まれる「**グルコシノレート**」は、「イソチオシアネート」というファイトケミカルに変化し、血液が固まるのを防ぐ血液凝固抑制作用を発揮します。

アボカドや枝豆、ニンジン、切干大根、バナナなどに含まれるミネラル成分である「**カリウム**」は、血管の老化を防ぎ、若返りに貢献します。カリウムには、血圧が上がる元凶である塩分（ナトリウム）の排泄を促進します（第2章参照）。

加えて血管の拡張を図る酵素の働きも活性化させ、血圧の上昇を抑え、動脈硬化の進行にブレーキをかけます。野菜の色素や香りなどの成分は、ファイトケミカルの特徴です。野菜を選ぶときは、色鮮やかで、香りが強いものをおすすめします。

第1章「体に悪い油を引く」ポイント

◎飽和脂肪酸（肉類、バター、乳製品など）の摂取を控えめにする。⇩21ページ
◎トランス脂肪酸（マーガリン、ショートニング、ファットスプレッド、加工油脂など）の摂取をやめる。⇩21ページ
◎オリーブオイルを摂取する。⇩24ページ
◎塩分の摂取を控えめにする。⇩30ページ
◎カリウム（ニンジン、アボカド、バナナ、さつま芋など）を摂取する。⇩32ページ
◎青魚（サバ、イワシ、サンマなどを食べる。⇩36ページ
◎大豆食品やニンニクを食べる。⇩37ページ、39ページ
◎リコピン（トマト、トマトジュース）を摂取する。⇩39ページ

第2章

有害重金属と有害ミネラルを引く

1 「ヒ素」「鉛」「水銀」などの有害重金属を引く

自然環境中に有害重金属が溢れている

私がセカンドオピニオンで受診した病院では、まず「オリゴスキャン検査（有害重金属や有害ミネラルの検査）」をしました。その後、私の「口腔粘膜、尿、便、血液」をアメリカの大学病院に送り、精密検査をしました。

約1カ月後の診察の際、検査結果がフィードバックされました。結果は、有害重金属である「鉛」と「水銀」がレッドゾーンにあり、「リーキーガット症候群」（腸に穴があいてしまうことで、本来体内には取り込まないはずの細菌や毒素などの有害物質まで体内に取り込んでしまい、さまざまな症状を引き起こすこと。第8章で詳しく解説）の中等症であるということでした。

病気の予防・改善という視点では、「鉛」と「水銀」を引くことが大事になります。日本は火山国であり、また海に囲まれているため、自然環境中に「水銀」や「ヒ素」が多く存在しています。また、過去に敷設された水道管に使われていた影響で、水道水に「鉛」が含まれていることもありました。これらの「有害重金属」は、体に重大な害を及ぼします。根治が難しい特定疾患や免疫力低下などによる病気は、有害重金属による影響があると言われています。有害重金属は、さまざまなルートで日本人の体内に潜在的に入り込んでいます。

①ヒ素、鉛

ヒ素は海産物や火山近くの地下水、鉛は水道水やヘアカラー（酸化染毛剤）、カドミウムは電池の不法投棄により地質に染み込んでいるため、お米から検出されることもあります。できる限り有害重金属を避けると同時に、体の中に蓄積してしまったものについては、排出することが大切です。

ただし、**有害重金属は内臓や骨にも蓄積されるため、完全に排出するには約10年かかる**

と言われています。したがって、日々のデトックス習慣がとても重要になります。

②水銀

数ある有害重金属の中でも「水銀」は、**細胞内でエネルギーを産生するミトコンドリアの機能を極端に低下させること、人間にとって有用な他のミネラルの働きを奪ってしまう**ことなど、多くの問題を抱えた重金属です。

特にアジア地域においては、人為的な水銀排出量が多く、全世界の50%にものぼります。大気中に放出された水銀は、雨となって海に注ぎます。この無機水銀は、海水中でプランクトンなどの微生物に入り込み、そこでメチル水銀となります。無機水銀と違ってメチル水銀は、脳や脂肪、筋肉組織に入り込みやすい性質を持っています。これが微生物を通じて魚に取り込まれ、その魚がより大きな魚に食べられるという生物濃縮が行われます。この濃縮は食物連鎖の頂点に近く、寿命の長い魚ほど高くなります。

実際に水銀濃度が多いのは、クジラやイルカを除くと、マグロやカツオなどの大型魚です（注　厚生労働省の調査によります）。したがって、大型魚を食べる際は注意が必要です。アメリカや日本の政府が提唱している水銀摂取の指標では、週2回マグロを食べればその許容量を超えてしまいます。実際、ニューヨークの寿司屋には「マグロは週2回まで！」

という警告が出ているようです。また、厚生労働省が妊婦向けに配布しているパンフレット『これからママになるあなたへ』には、水銀の許容量は「マグロでいうと1週間に2人前」までと書かれています。

水銀は、小さい魚でも毎日食べる習慣がある人には多く蓄積されます。貝類も同じです。

ヘアカラーに含まれる鉛にも要注意！

ドクターからは、「鉛の異常増加の原因はヘアカラーが疑われますので、使用を中止してください」と言われました。私は当時、白髪を明るくぼかすために微アルカリヘアカラーを月に2～3回使用していたので、すぐに使用を中止しました（注　現在は、ヘアカラーに含まれる毒性を緩和し、安心してヘアカラーをすることができるサロンケアシステムを導入している美容室が全国にあります）。

また、「水銀の異常増加については、大型の魚（マグロやカツオなど）の食べ過ぎや農薬などが疑われますが、とにかくリーキーガット症候群を治さなければ、有害重金属のデトックス治療ができません。多くの未病や病気の原因は、ここにあります」と言われました。

2 有害重金属をデトックスする

水銀が体内に蓄積すると、疲労を引き起こす

水銀が引き起こす最も多い症状は、「疲労」だと言われています。

私も水銀がレッドゾーンにあったときは、ベッドから起き上がるのもつらいぐらいの倦怠感がありました。これは、疲労の原因である**水銀が体内に蓄積することで、赤血球のヘモグロビンの酸素が結合する部分に水銀が結合してしまい、酸素運搬能力が低下する**ためです。

ヘモグロビンには、酸素を抱えて運ぶために鉄が含まれています。1個（1分子）のヘモグロビンに普通は4つの鉄がくっついていますが、水銀がこの鉄と入れ替わってしまう

ことがあります。

たとえば、4つのうち1つが水銀に入れ替わって結合してしまったら、単純に酸素を運ぶ力が25%低下したことになります。2つが入れ替わったら50%の低下です。ところが、ヘモグロビンの数自体が減るわけではないので、通常の血液検査をしても「異常なし」と出てしまうのです。

水銀はミネラルの輸送と利用能力を阻害する

また、水銀は、強力な活性酸素を発生させて細胞中に取り込むミトコンドリアを傷つけて、エネルギー源であるATP（アデノシン三リン酸）の産生をやめてしまいます。つまり、水銀は体の必須ミネラルの輸送と利用能力を阻害するのです。

細胞が栄養失調（ミネラル不足）になると、体温を上げることができなくなります。私も体調が悪いときの体温は「35℃」台でした。水銀によって細胞が栄養失調となり、体温を上げることができなくなっていたのです。

水銀を排泄させるために、代替医療では「**キレーション治療**[※注1]」が行われています。しかし、事前に腸管粘膜の状態を検査してからでないと、有害重金属を排出する治療薬が体に流れ込んでしまう恐れがあるので、注意が必要になります。

※注1　キレーション治療

「EDTA」という合成アミノ酸を点滴して、体内で過剰になった有害重金属の体外への排泄を促すことにより、血管自体を若返らせることを目的としています。アメリカでは、信頼できる治療として、動脈硬化の改善や脳梗塞・心筋梗塞などの予防を目的に、数十年前から盛んに行われています。

3 自分でできる水銀のデトックス法

グルタチオンを補給する

そこで、自分でも心がけることができる「デトックス法」をおすすめします。

メチル水銀は脂溶性のため、脂肪や脳に多く溜まりやすい性質を持っています。したがって、これをデトックスするためには、まず脂肪や脳の細胞から血管内に出さなければなりません。そのためには、「**グルタチオン**[※注2]」といった水に溶けやすい物質と結合させて、メチル水銀が細胞から出やすいようにします。

この**グルタチオンは解毒以外に「抗酸化」という重要な役割**を持っています。体内のどこかに炎症があると、その炎症や酸化を食い止めるためにたくさん使われてしまうのです。

そのため、絶対量が不足して水銀排出まで手が回らなくなっているのです。

私は、月に2回「グルタチオン点滴」を継続しています。また、「アボカド」「キウイ」をほぼ毎日食べるようにして、積極的にグルタチオンを補給しています。

また、通常の血液検査などでわかりにくい炎症の部位で一番多いのは「腸」だと言われているため、**抗炎症効果のある「グルタミン」「ケルセチン」（第4章1参照）などの助けを借りて、炎症を抑えることも大切**です。これだけでも解毒体質に変化していくと言われています。

肝機能異常と便秘はデトックス最大の障壁

メチル水銀を細胞から出すときには、細胞膜を軟らかくしておくことがとても大切なので、「オリーブオイル」や「亜麻仁油」を摂ることをおすすめします。

脂溶性のメチル水銀は、肝臓から胆汁と一緒に腸に放出され、その後、便と一緒に排泄されます。したがって、**肝機能異常や便秘は、デトックスの最大の障壁**になります。

リーキーガット症候群とは、腸に内視鏡では確認できないくらいの小さな穴があいてしまうことです。本来、体内に取り込まれないはずの細菌や毒素などの有害物質まで体内に取り込んでしまうことでさまざまな症状を引き起こし、高血圧や糖尿病、がん、アレルギー、免疫疾患などの発病や進行に深い関係があると言われています。

リーキーガット症候群がある場合、肝臓が腸からの異物処理に追われて、解毒がおろそかになります。その場合は、まず腸を修復し、リーキーガット症候群を改善することです。

私がドクターからいただいたアドバイスは、有害重金属のデトックスには、グルタチオン点滴に加えて、サプリメントで「**αーリポ酸**」を摂取すること、葉野菜を食べることができないときは「青汁」を飲むこと、そして週に一度は「**遠赤外線サウナ**」に入ることでした。

半日断食も効果的

さらに、デトックスには、「**半日断食**」という方法もあります。

特に疲労感が強い人は、まず炎症を抑え、排泄経路を整備し、体に必要なミネラルを補給し、ある程度の元気を取り戻してから行うことが大切です。また、クリニックを受診して、体に蓄積した有害重金属を点滴で体外に排出するキレーション治療を行うのも効果的です。

半日断食にはさまざまな方法がありますが、朝食と昼食を抜く方法が治療としては多いようです。これは体が飢餓状態になると活性化する「オートファジー」という仕組みが働くことで、古くなった細胞が生まれ変わり、未病の改善が期待できるためです。私は3カ月間、半日断食を週2日実践し、3カ月を経過した頃から週1回にしました。約6カ月間にわたって半日断食をしたことで、体調は劇的に改善しました。

まさしく「**健康は足し算ではなく、引き算が大事だ**」ということを痛感しました（注ドイツでは、断食療法は保険診察として取り入れられています）。

また、水銀の毒性を弱めて排出を促す「α－リポ酸」も毎日摂取しています。私のおすすめは、「**Opus Sea R－αリポ酸**」です。このα－リポ酸は、一般的なα－リポ酸と違い、R体（天然型）のみを使用しています。また、R体α－リポ酸を環状オリゴ糖で包接化することで、胃酸に対する安定性や吸収性を向上することに成功しています。

※注2　グルタチオン

「グルタミン酸」「システィン」「グリシン」というアミノ酸が3つ連なった化合物（トリペプチド）で、体内では抗酸化物質として活性酸素などの酸化ストレスから細胞を守る重要な働きがあります。また、グルタチオンは肝臓に多く含まれ、体内の異物を解毒する際にも必要な化合物です。

4 個室サウナでデトックスする

サウナの健康・美容効果

今、個室サウナが人気となっています。人気の理由は、交感神経と副交感神経のバランスを整える効果があることですが、サウナは「有害重金属のデトックス」にも効果を発揮します。

人間の汗は、全身の皮膚に散在する約200万〜400万個の髪の毛も通さないような細い汗腺（エクリン腺）から分泌されます。汗には大きく分けて、2つの働きがあります。

1つ目は、体内の老廃物を分泌して体や皮膚を清潔にする働きで、尿と同じように過剰な塩分や有害重金属を体外に排出します。

２つ目は、体温を調節する働きで、発汗によって体温の上昇を抑え、身体全体のクーラーのような役目を果たします。通常、１回のサウナでの発汗量は約３００～４００㎖で、汗のもたらす健康・美容効果が十分に得られます。

その他にも、サウナにより「心臓機能亢進」「血管強化」「汗腺や皮脂腺を清潔に保ち、体を温める「HSP※注3（ヒートショックプロテイン）」の増加などの効果があります。

個室サウナは、１人になって自分自身と会話をして、自分を振り返る（自分の良くない考え方や良くなかった仕組みをリセットする）ための空間です。

ストレスを抱え込んでいる人が健康である確率はどれくらいなのでしょうか。

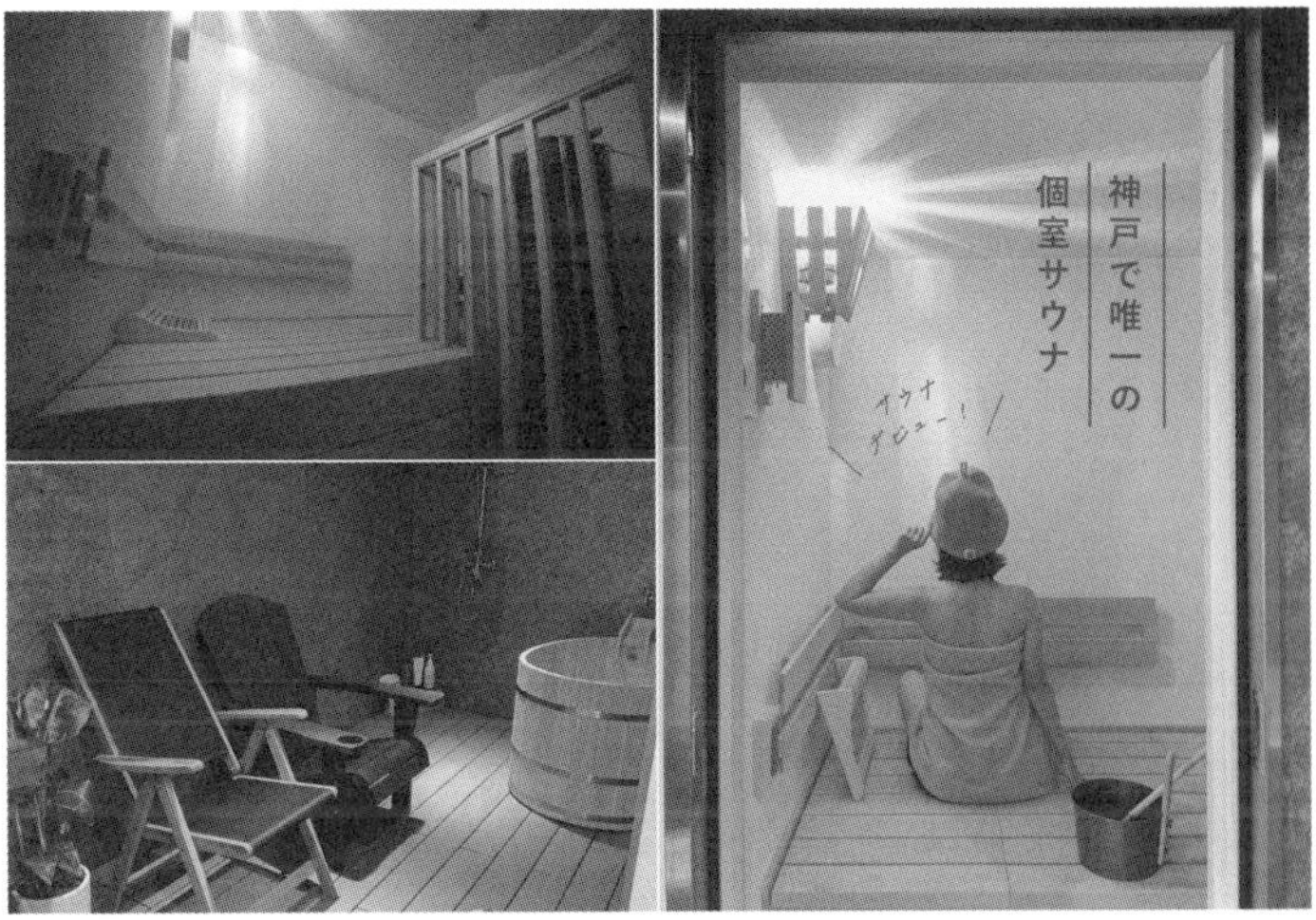

ミニマルサウナ（https://minimal-sauna.com）の写真

昔から「**病は気から**」と言われます。個室サウナは利用目的によって、さまざまな効果が期待できますが、何より気分がスッキリし、ポジティブに思考できるようになります。

※注3　ＨＳＰ（ヒートショックプロテイン）

傷んだ細胞を修復する働きを持つタンパク質のことです。種類がとても多く、約１００種類あると言われています。ＨＳＰは免疫細胞を活性化し、疲労物質である乳酸の発生を遅らせます。ＨＳＰを増やすと、全身の老化を食い止めることにつながります。遠赤外線サウナはもちろんですが、40℃のお風呂に20分間浸かると、2日後の血中ＨＳＰ70が有意に増えることが確認されています。

第2章「有害重金属と有害ミネラルを引く」ポイント

◎大型魚を食べるときは週2回までにする。　⇩46ページ

◎ヘアカラーは、有害重金属の毒性を緩和するサロンケアシステムを導入している美容室で施術する。　⇩47ページ

◎グルタチオン（アボカド、キリイ）を摂取する。　⇩52ページ

◎オリーブオイルや亜麻仁油を摂る。　⇩52ページ

◎遠赤外線サウナや半日断食を検討する。　⇩53ページ

◎「R体（天然型）α－リポ酸サプリメント」を摂取する。　⇩54ページ

第3章

活性酸素を引く

1 4つの活性酸素を引く

活性酸素は4種類ある

活性酸素とは、生きるために必要な酸素から発生する物質です。体の免疫機能を維持する一方で、増え過ぎると疲労や老化の原因になります。また、紫外線や喫煙、激しい運動などによっても増えるので、注意が必要になります。

酸化への対策を考えるためには、活性酸素について正しく理解する必要があります。**活性酸素は以下のように4種類があり、その種類によって対処方法を変える**必要があります。

①スーパーオキシドラジカル

通常の酸素分子に電子が1個余計に取り込まれた状態です。体内で絶えず産生されており、白血球による殺菌作用に役立つ反面、DNA（遺伝子）を損傷させて炎症の引き金になったり，生活習慣病などの発生に関与しています。

②過酸化水素

スーパーオキシドラジカルが水の水分と反応すると「過酸化水素（別名オキシドール）」がつくられます。消毒で使われるオキシドールは水で3％以下に薄めたものです。傷に活性酸素を塗っても大丈夫なのかと不安になるかもしれませんが、活性酸素が持つ酸化力を使って殺菌しています。

③ハイドロキシラジカル

4種類の中で最も強力な酸化力を持っています。ハイドロキシラジカルは、過酸化水素が細胞の中の金属イオン（鉄や銅のイオン）に反応すると発生します。

④一重項酸素

強い紫外線や放射線、X線などにさらされると、身体の中で一重項酸素が大量に発生します。

活性酸素4種類のうち、①「スーパーオキシドラジカル」がつくられると、②「過酸化水素」、③「ハイドロキシラジカル」がつくられます。スーパーオキシドラジカルは、呼吸することでもつくられてしまい、吸い込んだ酸素のうち、約2％がスーパーオキシドラジカルになってしまうのです。

人間の体をつくっているのは、約60兆個の細胞です。この細胞のエネルギー源になるのは、食べ物から摂取した炭水化物や脂質です。

口から入った炭水化物は、腸で分解されてブドウ糖になります。そのブドウ糖が血液によって細胞に運ばれ、エネルギー源になります。ブドウ糖からエネルギーをつくるのは、細胞の中にあるミトコンドリア（第6章2参照）です。このミトコンドリアで、エネルギーがつくられる際、副産物として活性酸素ができてしまうのです。したがって、人間の体は、呼吸から1日60ℓ、1カ月で1800ℓ近くもの活性酸素が発生しているのです。

活性酸素は、細胞をサビさせる

活性酸素による強い酸化力とは、わかりやすく言えば「**サビさせる力**」です。「サビ」といえば、鉄の赤サビのイメージどおり、その変化は空気中の酸素や水が鉄の成分と反応したものです。この反応が「**酸化**」です。体をつくっている細胞に、これと同じ変化が起きています。酸化されるのは、細胞を包んでいる細胞膜です。

人間には約60兆個もの細胞が集まっていて、その1つひとつは細胞膜に包まれています。この細胞膜には、家で使う油と同じ植物油が多く含まれています。

ここで言う植物油とは「不飽和脂肪酸」という油です。植物性油は放っておくと空気中の酸素で酸化され、違う物質（過酸化脂質）に変化するため、変色して異臭を放つようになります。体の中では、最も酸化力の強い活性酸素によって細胞膜の油分が過酸化脂質に変化していきます。これが「**細胞がサビる**」ということです。

活性酸素によって人間の約60兆個すべての細胞でサビが起こり、その影響によって体のさまざまな機能が低下します。これが活性酸素による老化です。また、活性酸素の影響で、体調が悪くなったり、病気になったりしても不思議ではありません。

活性酸素は、生活習慣病に関係する

さらに、活性酸素はもっと直接的に病気に関わっており、DNAを傷つけて病気を引き起こします。活性酸素は「3大生活習慣病」と言われる「がん」「脳血管疾患」「心疾患」をはじめ、「糖尿病」「高血圧性疾患」「肝硬変」「慢性腎不全」を加えた7大生活習慣病にも大きく関係していることがわかっています。

また、最近では「アトピー性皮膚炎」「関節リュウマチ」「認知症」との関係も指摘されています。

活性酸素を無害化するために摂取すべきもの

私は、これらの活性酸素を無害化するために、元々自分の体に備わっている抗酸化作用のある酵素をリサイクルする目的で「R体（天然型）α－リポ酸」を摂取しています。

ビタミンCは、有機レモンを炭酸水に搾って飲み、キウイは食後に食べるようにしています。ビタミンEは、無塩アーモンドや落花生を間食として、α－カロテンは、無農薬のニンジンジュースやニンジンの素焼きなどを食べるようにしています。

何より、朝は一重項酸素を無害化にするために無農薬・無塩のトマトジュースを飲んでリコピンを効果的に補給することから始まります。さらに、食品には、添加物（人工甘味料、着色料、保存料、酸化防止剤、発色剤、漂白剤など）が入っていないかどうかを確認してから、食べるかどうかを決めるようにしています。

2 老化の原因はまだ解明されていない

実年齢より若く見える人の健康寿命は長い

私が美容クリニックのドクターに教えていただいたことがあります。それは、「**実年齢より若く見える人は健康寿命が長い**」ということです（第8章5参照）。これには確かなエビデンスがあり、美容クリニックのドクターの間では共通の認識になっているようです。

実年齢より若く見えるためには、本章で解説する「**酸化**」と次章で解説する「**糖化**」を抑えることが一番大事であり、「**病気の予防や未病対策は抗酸化と抗糖化を意識して実践しているかどうかに尽きる**」と言えます。

老化の進行を緩やかにする

「老いる」とは、「年を重ねる」ということですが、「老ける」とは、年齢を重ねるにしたがって身体の機能が低下し、衰えることです。

年齢は止めることができません。何もしなければ、年とともに身体の機能は衰えていくだけですが、その機能の低下や衰えに歯止めをかけることができれば、老化の進行を緩やかにすることができます。

「人はなぜ老化するのか」について詳しく調べてみたところ、現在は人のＤＮＡを鑑定することができるほど科学が進歩しているにもかかわらず、老化の原因についてはまだ完全には解明されていません。現在も研究が進んでいますが、「遺伝プログラム説」や「フリーラジカル（活性酸素）説」、さらに「テロメア説」などが有力視されています。

3 活性酸素を発生させる外的要因

活性酸素を発生させる4つの外的要因

活性酸素のリスクを回避するためには、活性酸素を発生させる外的要因について知る必要があります。

外的要因はさまざまですが、特にリスクの高い4つの要因をまとめてみました。

①紫外線

エネルギーをつくろうとすれば、活性酸素がどうしても発生してしまいます。呼吸以外でも、活性酸素は発生します。たとえば、強い紫外線でも発生します。紫外線で発生する活性酸素は、4番目の活性酸素である「一重項酸素」です。

紫外線には、「UV－A」「UV－B」「UV－C」の3種類があります。このうちUV－AとUV－Bは地表にまで届きますが、UV－Cはオゾン層で反射されて地表に届きません。しかし、最近はオゾン層の破壊が進み、UV－Cも地表に届いている恐れがあります。紫外線は、一重項酸素を発生させ、**シミやソバカスの原因**になってしまいます。さらに、**白内障や皮膚がんの原因**にもなることがわかっています。

南極に近いオーストラリアやニュージーランドが皮膚がんの発生率が世界一高い地域になっているのは、南極上空のオゾン層の破壊が原因と考えられています。

その対策として、両国の政府は日焼け防止のために、長袖やサングラスの使用をすすめているほか、日焼け止めの使用も指導しています。

②タバコ（喫煙）

ストレス解消にタバコを吸うのは、百害あって一利なしです。「**タバコを吸う人は、吸わない人よりシミやくすみの原因になるメラニン色素が5年ほど早く増える**」という調査結果が出ています。その原因も活性酸素です。

1本のタバコは、100億兆個ものスーパーオキシドラジカルを発生させます。この大量のスーパーオキシドラジカルと戦うために、メラニン色素がつくられてしまうのです。

タバコの煙には、4000種類とも言われる化学物質が含まれています。有害な「ニコチン」や「タール」のほかに、「ベンツピレン」「フェノール」「ニトロソアミン」といった発がん性物質も大量に含まれています。

また、電子タバコにはタールが含まれないものがありますが、電子タバコの有害物質は超微粒子であるため、血管に強く作用し、脳血管疾患を引き起こしてしまう可能性が高いと言われています。

タバコを吸うと、「肺胞」という肺にある小さな袋のようなものの壁に有害物質や発がん物質が付着します。すると、免疫に関わる「マクロファージ」という細胞が駆けつけます。そして、マクロファージは体を守るために働き、大量のスーパーオキシドラジカルをつくり出すのです。さらに、**1本のタバコで約20～50㎎のビタミンCが破壊**されます。

これは、小さめのトマト1個分、1日のビタミンC所要量の3分の1に相当します。抗酸化に使われるビタミンCが破壊され、それだけ抗酸化力が低下してしまいます。

③お酒（飲酒）

昔から「酒は百薬の長」と言われているように、適度な飲酒はストレス解消になると思います。アルコールの約20～30％は胃で吸収され、残りは小腸から血液に入ります。

血液に入ったアルコールは肝臓に運ばれて分解されます。肝臓でアルコールを分解するとき、通常以上のエネルギーが必要になります。

このエネルギーをつくるために細胞はそれだけ多くの酸素を必要とし、スーパーオキシドラジカルが発生します。アルコールは「アセトアルデヒド」という有害物質に分解され、ALDH（アルデヒド脱水素酵素）の働きによって無害な酢酸へと変化し、最後は水と炭酸ガスになって体外に排出されます。

つまり、**アセトアルデヒドが分解されるときに、活性酸素が発生してしまう**のです。発生した活性酸素は、肝細胞に過酸化脂質を増やし、老化を早めることになります。

肝臓は4分の3を切除しても、残りの4分の1が正常であれば、元どおりに再生します。この驚異的な再生能力も、老廃物や異物を解毒して体を守るためです。

肝臓疾患は症状がなかなか現れないため、肝臓は「沈黙の臓器」と言われています。肝機能障害にならないためにも、酸化対策のためにも、飲酒はビール中瓶1本までにして、週に2日以上は休肝日にすることが理想的です。

④食品添加物

スーパーやコンビニなどが増え、中食《なかしょく》が増えて便利になった反面、危険も増えています。つまり、食べると活性酸素を増やすような食品が増えているということです。一番の問題は、食品添加物です（図表2）。

食品添加物には自然のものもありますが、大部分は化学合成されたものです。合成された食品添加物には「人工甘味料」「着色料」「保存料」「酸化防止剤」「発色剤」「漂白剤」などがあります。食品添加物は、アルコールと同じく肝臓で解毒されます。そ

図表2　食品添加物

食品添加物	含まれる主な食品
甘味料「スクラロース」	缶コーヒー、ヨーグルト、梅干し
甘味料「アスパルテーム」	ゼリー、チョコレート、飴、清涼飲料水
甘味料「サッカリンNa」	酢タコ、ガリ
甘味料「アセスルファムK」	ノンアルコールビール、缶コーヒー
着色料「赤色2号・3号など」	フルーツ缶、かき氷のシロップ、漬物
発色剤「亜硝酸Na」	ハム、ソーセージ、明太子、たらこ
保存料「安息香酸Na」	栄養ドリンク、清涼飲料水
防カビ剤「TBZ」	オレンジ、レモン、バナナ
防カビ剤「OPP、OPP-Na」	オレンジ、レモン、グレープフルーツ

の際に、活性酸素が発生してしまいます。

私たちは、1日に70種類以上、年間で約4kgの食品添加物を体の中に取り入れていると言われています。最近では、カロリーオフまたはカロリーゼロの食べ物や飲み物が多く出回っていますが、これらの商品も多くの食品添加物を含んでいるので、注意が必要です。

日々、これだけの食品添加物を摂っていると、肝臓が常に活性酸素にさらされ続けることになり、肝機能障害が起こっても不思議ではありません。

4 人間のカラダには活性酸素を消すパワーが備わっている

人間に備わっている抗酸化酵素

活性酸素は色々なことで発生します。そのままにしておくと、いつも病気になり、老化がどんどん進んでしまいます。

しかし、人のカラダには、この活性酸素を消すパワーが備わっているのです。このパワーも人が持つ自然治癒力です。この活性酸素を消すのは、「**酵素**」のパワーです。酵素は、化学変化を促進してくれる物質で、アミノ酸でできています。

前述したとおり、活性酸素は4種類ありますが、私たちの体には、これらの活性酸素を無害化する次のような抗酸化酵素が備わっています。

①スーパーオキシドディスムターゼ（SOD）
②カタラーゼ
③グルタチオンペルオキシダーゼ

①のSODは、1秒間に1億個のスーパーオキシドを消してくれます。ビタミンCもスーパーオキシドを消しますが、SODのほうが数千倍もパワーがあります。

SODが働いてつくられるものは、過酸化水素と水です。この過酸化水素も活性酸素ですが、②のカタラーゼが働いて無害化します。

しかし、SODやカタラーゼの手を逃れる活性酸素もあります。それが「ハイドロキシラジカル」ですが、このときが③のグルタチオンペルオキシダーゼの出番になります。

ただ、このグルタチオンペルオキシダーゼだけでは、ハイドロキシラジカルを消すには不十分で、ビタミンやβ－カロテン、ポリフェノールなどの助けが必要になります。

残念ながら、一重項酸素を有効に消してくれる抗酸化酵素はありません。一重項酸素を消すためには、「カロテノイド（ルティン、α－カロテン、β－カロテンなど）」「ビタミン類（ビタミンE、ビタミンC、ビタミンB2）」などが必要になります。

8 抗酸化力は年齢とともに低下していく

一重項酸素を消してくれる抗酸化酵素はないものの、SODとカタラーゼ、グルタチオンペルオキシターゼといった抗酸化酵素、ビタミン類や各種の抗酸化物質（カロテンやポリフェノールなど）の協力で、活性酸素は何とか処理されています。

一番目の活性酸素である**スーパーオキシドラジカルを叩いておけば、そこから始まる活性酸素の連鎖にクサビを打ち込む**ことができます。呼吸や普通の生活でスーパーオキシドラジカルが発生しても、SODが処理してくれます。しかし、スーパーオキシドラジカルが大量に発生すると、処理しきれなくなります。

そして、もう1つ大きな問題があります。それは、年齢とともに体内で産生されるSODの量が減少し、抗酸化力が低下することです。

20歳の抗酸化力を「100」とすると、30歳でゆっくり低下し始めて、40歳には「80」になると言われています。40歳からは10歳ごとに20％ずつ低下し、50歳では「60」、80歳では「0」近くになってしまいます。SODだけではなく、カタラーゼもグルタチオンペルオキシターゼも、年齢とともにつくられる量が減少していきます。

5 食品から抗酸化物質を摂取する

積極的に食品から抗酸化物質を補給する

老化を感じるのは、40歳ぐらいからと言われています。がんをはじめとする生活習慣病が発見されるのも、多くが中高年世代です。**中高年になると抗酸化酵素が減少し、処理できない活性酸素がどんどん増えていきます。**こうしたことから老化が進み、病気が発症するのはある意味、仕方のないことかもしれません。

体の中にある抗酸化物質（ＳＯＤ、カタラーゼ、グルタチオンペルオキシターゼ）は、年齢とともに減少していくので、食品から以下のような抗酸化物質をしっかり摂取することが大切になります。

〈カロテノイド：ルティン〉

抗酸化力の強い物質として、カロテノイドが有名です。

このカロテノイドの一種である「ルティン」は、自然界に広く分布している色素の1つで、黄色い色を示します。緑黄色野菜に多く含まれており、青汁の原料として知られる「ケール」や「ほうれん草」などに多く含まれています。カロテノイドは、一般的に脂溶性（脂に溶けやすく、水に溶けにくい）であるため、細胞膜に引き寄せられます。そこで抗酸化作用を発揮し、活性酸素を無害にしてくれるのです。

ルティンは、他のカロテノイドにはない優れた性質を持っています。すなわち、脂と水の両方になじむ性質があり、そのため、脂肪の多い細胞膜にも、細胞膜以外の水の部分にも存在し、活性酸素を消してくれています。

ルティンが脚光を浴びるようになったのは、アメリカのハーバード大学の研究です。ルティンを摂っている人と摂っていない人を比較した結果、ルティンを摂っている人は摂っていない人に比べ、眼病の一種である「黄斑《おうはん》変性症」にかかる割合が2分の1以下だったからです。

水晶体はいわゆる目のレンズです。黄斑部は、光を感じる大切な役目を持つ網膜の部分です。ルティンは目の大切な部分に多く存在し、**目の老化を防ぎ、白内障や黄斑変性症の予防に働いてくれている**のです。

〈カロテノイド：アスタキサンチン〉

「サケ」「マスの身」「イクラ」などは赤い色をしています。「鯛」「金目鯛」などの皮も赤い色をしています。この赤い部分には「アスタキサンチン」が含まれています。エビやカニの甲羅が熱すると赤くなるのは、アスタキサンチンが含まれているからです。

アスタキサンチンは**活性酸素を消し、ＬＤＬ（悪玉コレステロール）が血管にこびりつくのを防ぎます。**また、すでにこびりついたものを取り除く働きもあります。サケと同じように、カツオやマグロなどの身は赤い色をしていますが、これは鉄分の多いタンパク質でまったく異なる成分です。サケを熱しても赤みは変わりませんが、カツオやマグロは白っぽくなります。

〈カロテノイド：リコピン〉

真っ赤なトマトには、赤い色素が含まれています。この赤い色素が「リコピン」で、強力な抗酸化力を持っています。

トマトは、日光を浴びて熟するとき、紫外線から自分を守るためにリコピンを持っていると言われています。活性酸素を無害にするリコピンの効果は、デュッセルドルフ大学の実験でも確認され、**リコピンには、β－カロテンの約2倍、ビタミンEの約100倍の抗酸化力がある**ことがわかっています。

ヨーロッパには「トマトが赤くなると、医者が青くなる」ということわざがあります。このリコピンが無害にする活性酸素は、一重項酸素です。

活性酸素が原因となる目の障害にとても有効で、視覚機能の維持に大切な役割を果たしています。また、リコピンには抗がん作用もあり、「トマトとトマト料理をたくさん食べる人は、消化器系のがん（口腔、咽喉、胃、大腸、直腸）を発症する人が少ない」というデータがあります（注　リコピンは、生野菜より加工食品のほうが吸収されやすいという性質があります）。

「赤」と言えば、スイカの赤い実の部分にもリコピンが含まれています。スイカはほとんどが水分ですが、スイカの利尿作用は腎臓病に、焼いた皮は口内炎に使われてきました。

〈カロテノイド：β－カロテンとα－カロテン〉

「β－カロテン」は、「ニンジン」「カボチャ」「青じそ」「パセリ」「春菊」「小松菜」「ニラ」「ほうれん草」などの緑黄色野菜に含まれています。

ニンジンのだいだい色の色素が、「β－カロテン」と「α－カロテン」です。

カロテンには、α、β、γの3種類がありますが、食品中に含まれるのはβ－カロテンが大部分であり、カロテノイドの中でも高い抗酸化力を持っています。β－カロテンは、「ビタミンの前駆体」と言われています。前駆体とは「そのものに変化する」ということです。つまり、β－カロテンは、ビタミンAに変身します。

目の網膜には「ロドプシン」という光を感じる色素があり、このロドプシンをつくるためにビタミンAが必要になります。

ビタミンAが不足すると、β－カロテンはビタミンAに変わって働き、残りは、カロテンのまま、肝臓や脂肪組織に蓄えられます。

「**α－カロテン**」の抗酸化作用は、β－カロテンの10倍と言われており、α－カロテンの優れた抗がん作用も確認されています。

・ニンジン100g当たりのα－カロテンは3・6mg、β－カロテンは7・9mg
・カボチャ100g当たりのα－カロテンは0・012mg、β－カロテンは0・82mg

〈ポリフェノール：アントシアニン〉

「アントシアニン」は抗酸化力で注目されているポリフェノールの一種で、「ブルーベリー」「カシス」「アサイー」のほか、「アヤムラサキ」という種類のさつま芋にも含まれている紫色の色素成分です。また、ポリフェノールと言えば「赤ワイン」の抗酸化力が有名です。

普通、動物性脂肪を多く摂ると、コレステロールが多くなり、動脈硬化が増えます。その結果、心臓病での死亡率が高くなります。しかし、フランスだけが例外で、チーズやバターなどの摂取が非常に多いにもかかわらず、フランス人は心臓病での死亡率が低かったのです。

これが「フレンチ・パラドックス」と言われるもので、フランス人がよく飲むワインに含まれるプロアントシアニジンやアントシアニンなどのポリフェノールによる効果です。

また、アントシアニンはロドプシンの再合成を活性化し、疲れ目の予防、改善、視力回復に優れた働きを発揮します。アントシアニンにはそのほか、肝臓の機能回復、高血圧や動脈硬化、心筋梗塞、脳血管障害の予防作用もあると言われています。

〈ポリフェノール：プロアントシアニジン〉

「プロアントシアニジン」は、美白・美肌作用が注目されている「ブドウ種子」に多く含まれています。アントシアニン同様、カテキンが複数個連なる構造をした強力な抗酸化力を有するポリフェノールの一種です。アントシアニンがブドウの果皮に多く含まれているのに対し、プロアントシアニジンは、種子に多く含まれています。

赤ワインに優れた抗酸化作用があるのは、ブドウの果肉や皮だけでなく種子も原料として使用されているため、アントシアニンと同時にプロアントシアニジンの抗酸化力も加わっているからです。

実際にヨーロッパでは、プロアントシアニジンを含むブドウ種子ポリフェノールは、血管の老化を防ぐ医薬品となっています。プロアントシアニジンは、ブドウ種子のほかに「カカオ」や「リンゴ」にも含まれており、その強力な抗酸化力は「**体内で発生した活性酸素の除去**」だけではなく、「**体内に入った有害な金属イオンの排除**」「**酸化酵素の活動抑制**」という3つの大きな作用も持っています。

プロアントシアニジンが活性酸素の発生を抑制することで、シミの元となるメラニン色素の生成を防ぎ、傷ついた血管を修復するアディポネクチンの増加に寄与し、腸内環境の改善を促します。

〈ビタミン：ビタミンC〉

ビタミンには水溶性と脂溶性があり、抗酸化ビタミンとして有力な「ビタミンC」は水溶性で、細胞膜の中に入れないため、細胞の外側の水に溶けています。

ビタミンCは、私たちの身体の中でつくることができませんが、植物はつくることができます。人間は野菜や果物を食べることで、ビタミンCを補給しているのです。

ビタミンCは、野菜では「パセリ」「ブロッコリー」「芽キャベツ」「ケール」「ピーマン」「ほうれん草」「しし唐」「小松菜」「大根の葉」などに多く含まれています。果物では、「カシス」「レモン」「キウイ」「イチゴ」「グァバ」「パパイア」「柿」「グレープフルーツ」「ネーブルオレンジ」などに多く含まれています。

ビタミンCは、活性酸素に働きかけ、無害にしてくれる抗酸化ビタミンです。身体の中でビタミンC濃度が最も高いのは水晶体で、それだけ水晶体にはビタミンCが必要ということです。

また、「ビタミンC」は肌のハリにも関係しています。それは、コラーゲンがつくられるとき、ビタミンCが不可欠だからです。ビタミンC不足は、そのまま肌の衰えにつながるほか、シミもできやすくなります。ビタミンCは、まさにエイジングケアに重要な抗酸化ビタミンなのです。

ビタミンCの1日の推奨量は100㎎ですが、抗酸化力を強化するためには、**1日「1000~2000㎎」が必要**になります。ビタミンCは血液中に溶け出すので、蓄えておくことができません。毎日、必要量のビタミンCを摂取する必要があります。

〈ビタミン：ビタミンE〉

「ビタミンE」は脂溶性ですが、やはり身体の中でつくることができません。これも食事によって補給する必要があります。

ビタミンEは、細胞膜や目の角膜などで待機し、そこで発生する活性酸素を消してくれます。

ビタミンEには色々な働きがあり、中でも動脈硬化の予防と改善効果が注目されており、ビタミンCやミトコンドリアに働きかけるコエンザイムQ10などと一緒に摂ると効果が高まることがわかっています。ビタミンEを多く含む食品は「アーモンド」「落花生」「大豆油」「ゴマ油」「大豆」「小麦胚芽」「オリーブ」などです。

動物性では、「アン肝」「たらこ」「ししゃも」「うなぎ」などに含まれます。1日の所要量は7～9㎎とされていますが、活性酸素を無害にするためには1日「100～300㎎」は必要になります。これだけの量のビタミンEを摂ろうとすると、食事だけでは難しいので、良質のサプリメントがおすすめです。

サプリメントには、合成ビタミンEが多いのですが、抗酸化物質として優れているのは天然型ビタミンEであり、抗酸化力が約2倍以上違うと言われています。

〈ビタミン：ビタミンB群〉

「ビタミンB群」も抗酸化物質です。ビタミンB群は、水溶性で熱に弱い性質があります。ビタミンB2は、一重項酸素を無害にします。ハイドロキシラジカルを消すグルタチオンペルオキシターゼを助ける働きもあります。また、脂肪酸を正常に代謝（分解・合成）させたり、危険な過酸化脂質を分解したりする働きもあります。

ビタミンB群では、ビタミンB1、B3、B6にも抗酸化作用があります。その作用とは、**最悪の活性酸素「ハイドロキシラジカル」を無害にしてくれる働き**です。

ビタミンB3の成分のニコチン酸には、活性酸素を消して不安定になったビタミンCを復活させる働きがあり、アルコールや二日酔いの元になるアセトアルデヒドの分解にも欠かせません。

ビタミンB群は以下のようなものに含まれています。

・ビタミンB1……豚ヒレ肉、豚モモ肉、うなぎ
・ビタミンB2……豚、牛・鶏レバー、うなぎ、サバ
・ビタミンB3……たらこ、カツオ、アジ、マグロ
・ビタミンB6……マグロ、サンマ、サケ、サバ、牛レバー、豚モモ肉

6 尿酸値で抗酸化力がわかる

尿酸の抗酸化力はビタミンCよりも強力

酸化ストレスに負けない抗酸化力が体内にあるかどうかはとても重要です。

たとえば、血液検査で尿酸値を見れば、抗酸化力の度合いを判断することができます。

「尿酸」は痛風の原因物質として知られていますが、実はビタミンCよりはるかに強力な抗酸化物質であり、**人間の血液中に最も高濃度で存在する「抗酸化物質」**です。

尿酸値は、「4.0～5.0㎎／dℓ」が理想で、3.0㎎／dℓ以下の場合は低過ぎて抗酸化力が弱いと言えます。尿酸は　タンパク質の一種であるプリン体から産生される老廃物であるため、プリン体を多く含む食品を摂ることで尿酸値が上がると言われていますが、実際には体内で発生する活性酸素の影響のほうがかなり大きく、アルコールの摂取によって活性酸素が増えるため、尿酸が産生されています。

尿酸値はストレスによっても上昇する

そして、もう1つ尿酸値の上昇に深く関わっている要因がストレスです。ストレスに対抗するために、抗酸化物質である尿酸の需要が増えるためです。

つまり、尿酸値が高いときとは「今、ストレスに対抗しようとしている状態」であり、逆に尿酸値が低いときとは「ストレスによって尿酸を消費してしまった状態」と考えられます。

尿酸値が7・0mg／dℓ以上ある場合、痛風の発作や腎機能障害を防ぐために治療薬で一時的に尿酸値を下げることも重要ですが、根本的には、活性酸素を抑え、ストレスを解放するための生活習慣を身につけることが大切です。

ストレスには、以下のようなものがあります。

・物理的ストレス……温度、音、光など
・化学的ストレス……薬物、大気汚染、酸素の欠乏及び過剰、栄養不足など
・生物的ストレス……病原菌による病気など
・精神的ストレス……人間関係、精神的な苦痛、怒り、不安、緊張など

7 抗酸化サプリメントの選び方

現代の野菜や果物に含まれている抗酸化物質は減少している

私たちの身体の中でつくられる抗酸化物質は、年齢とともに減少します。

それでも、食品からこれら抗酸化物質をしっかり摂取していれば、かなりの活性酸素対策になります。抗酸化物質は、特に野菜や果物に多く含まれていますが、ここにも問題があります。

実は、**「野菜や果物に含まれている抗酸化物質はどんどん減少している」**という事実があるからです。たとえば、1950年と2000年を比較してみると、さまざまな食品100g当たりのビタミンCは激減しています。なぜ、ここまで激減してしまったのでしょうか？

最も大きな原因は、栽培方法が変わったことです。当時と比較すると、現在はほとんどがハウス栽培です。植物の抗酸化成分とはそもそも、わが身を守るためにつくり出されるものです。つまり、**過保護になったために抗酸化物質が減ってしまった**と考えられています。他のビタミン類、カロテノイドやポリフェノールでも同じことが言えます。

これでは、活性酸素に対抗するパワーが不足し、健康の維持も、抗酸化対策も果たせなくなります。だからこそ**「抗酸化サプリメント」を活用**し、不足する抗酸化物質を補う必要があるのです。

抗酸化サプリメントを考えるときの3つのポイント

活性酸素対策として、「抗酸化サプリメント」を考えるときには、大きく次の3つのポイントに注意する必要があります。

1．どこで働く抗酸化物質が入っているのか？

①「脂溶性の抗酸化物質（カロテノイド類）」
「脂溶性のビタミン（ビタミンE、ビタミンB群、コエンザイムQ10）」
②「水溶性の抗酸化物質（ポリフェノール）」
「水溶性のビタミン（ビタミンC）」

2．有効成分は4種類の活性酸素のうち、どの活性酸素に働くのか？

①スーパーオキシドラジカルには、プロアントシアニジン、ビタミンCが有効です。
②過酸化水素には、ビタミンCが有効です。
③ハイドロキシラジカルには、プロアントシアニジン、ビタミンE、β－カロテン、α－カロテン、アントシアニン、ビタミンB1、ビタミンB3、ビタミンB15が有効です。
④一重項酸素には、プロアントシアニジン、ルティン、リコピン、β－カロテン、α－カロテン、ビタミンE、ビタミンC、ビタミンB2が有効です。

3．質のよい有効成分がどれくらい含まれているか？

有効成分の量が足りていなければ、働きも小さくなります。また、量があっても、質が悪ければ、効果は落ちます。この問題は、原材料や有効成分の抽出方法に深く関わっています。「良質の原材料が使われているのか」「抽出方法は安全なのか」「有効成分はしっかり配合されているのか」が、抗酸化サプリメントの購入におけるチェックポイントです。

〈強力な抗酸化物質スルフォラファン〉

野菜にはさまざまな抗酸化物質が含まれていますが、その中でも強力なのがブロッコリー、キャベツ、白菜、大根など、「アブラナ科」の野菜に多く含まれる「**スルフォラファン**」という抗酸化物質です。

野菜に含まれる抗酸化物質の多くは、数時間から1日程度で抗酸化作用が消えてしまうのですが、**スルフォラファンの作用は3日以上持続して活性酸素から身体を守り続けてくれます。**

また、スルフォラファンはピロリ菌に対する殺菌作用があることも報告されています。ピロリ菌は、胃がんの危険因子の1つと言われる菌ですが、スルフォラファンを摂ることで殺菌効果が期待できるのです。さらに、γ－GTPなどの肝機能の検査数値に異常がある人がスルフォラファンを摂取したところ、数値が改善したという報告もあり、このサプリメントの摂取においては血中肝機能酵素（ＡＬＴ）値を低下させる**機能性表示食品**があります。

このスルフォラファンを特に多く含んでいるのが、ブロッコリーの新芽である「**ブロッコリースプラウト**[※注4]」です。ブロッコリースプラウトは少量で効率よくスルフォラファンを摂ることができます。スルフォラファンは熱に弱く、細胞が壊れるときに生成されるので、汁物に乗せるか、生でよく噛んで食べることをおすすめします。

私は、抗酸化対策として、夕食前に「ブロッコリースーパースプラウト」を食べるようにしています。また、外出先などでは、「スルフォラファンサプリメント」を食前に摂取しています。

※注4　ブロッコリースプラウト

ブロッコリースプラウトとブロッコリースーパースプラウトがあり、有効成分であるスルフォラファンの含有量が異なります。ブロッコリースプラウトには、成熟ブロッコリーの約7倍、ブロッコリースーパースプラウトには成熟ブロッコリーの約20倍のスルフォラファンが含まれています。

〈イミダゾールジペプチドの抗酸化力〉

アラスカなどに生息するオオソリハシシギという渡り鳥は、約1万㎞もの距離を休まずに飛び、ニュージーランドまで太平洋を縦断することができます。長時間飛び続けることができるのは、渡り鳥の翼の付け根の筋肉に「**イミダゾールジペプチド**」という物質が多く含まれているからです。

イミダゾールジペプチドには、「カルノシン」「アンセリン」「バレニン」などの種類がありますが、どれも抗酸化力が極めて強く、体内で発生した活性酸素を取り除きます。

体内で活性酸素が増え過ぎて酸化が進むと、細胞の機能が低下して疲れやすくなります。渡り鳥は、イミダゾールジペプチドがあるため、疲れることなく長時間飛び続けられるのです。人もイミダゾールジペプチドを摂ると、脳と身体が働きやすくなって仕事のパフォーマンスが上がり、疲れにくいことが医学的に証明されています。

さらに、強い抗酸化作用で、高血圧や動脈硬化などの生活習慣病を予防する効果も期待されています。

イミダゾールジペプチドを豊富に含み、手軽に摂れる食材は「**鶏むね肉**」です。鶏むね肉には、良質のタンパク質やビタミンも多く含まれています。また、鶏むね肉の脂質には、オリーブオイルに多いオレイン酸やリノール酸が豊富に含まれているので、血液をサラサラにして悪玉コレステロールを減らしてくれます。

イミダゾールジペプチドは、鶏むね肉以外にも、豚ロース肉やマグロ、カツオ、うなぎにも多く含まれています。イミダゾールジペプチドは熱に強い成分なので、加熱しても効果が落ちることはありません。ただし、水溶性なので、煮たり茹でたりする場合は、スープにして食べる工夫が必要です。

最近の研究では、**イミダゾールジペプチドが最も効果を発揮するのは、摂り始めて2週間後以降**ということがわかっています。疲れているときに食べてもすぐに効果を発揮するわけではないので、日常的に食べることをおすすめします。

イミダゾールジペプチドは、サプリメントも販売されていますが、私はイミダゾールジペプチドを多く含む鶏のむね肉を、週に2〜3回食べるようにしています。

〈カカオポリフェノールで強くなる〉

チョコレートの原料であるカカオ豆には、「**カカオポリフェノール**」などのポリフェノールが豊富に含まれており、強い抗酸化力があります。また、カルシウム、亜鉛、マグネシウム、鉄などのミネラルも多く含まれています。

このカカオポリフェノールには**「血管を広げて血液の流れが改善する」**というとても良い影響もあります。カカオポリフェノールを摂ることで、デスクワークの女性が悩まされがちなむくみや冷えの改善をサポートできるのも、うれしい効果です。

美味しくチョコレートを食べながら、抗酸化成分やミネラルを摂ることができます。ただし、カカオ成分が70％を超えるものを選ぶことが重要です。また、低ＧＩを意識した製品で、人工甘味料が含まれていないチョコレートがおすすめです。

カカオ成分が70％以上あり、砂糖や人工甘味料を使っていないチョコレートは、もはやお菓子ではなく、最高のサプリメントです。私はふだんお菓子を食べることはありませんが、「カカオ80％の砂糖フリー＆人工甘味料フリーのチョコレート」[※注5]は、夕方のリフレッシュに欠かせないものになっています。

※注5
私のおすすめのチョコレートは「ドクターズチョコレート」で、砂糖不使用（低ＧＩ）、グルテンフリ

ー、高ポリフェノールのベルギーチョコレートです。食事の20分前に3～4粒食べることで、食事における糖の吸収が緩やかになります。また、テオブロミンという成分の働きで精神を安定させて満足感が上がり、レプチンという成分の働きで食欲を抑制する効果があると言われています。

8 α-リポ酸で抗酸化力をリサイクルする

α-リポ酸は再生能力も併せ持っている

人間の体内には、ある物質が一度消費された他の物質の抗酸化成分を再生して、抗酸化力をリサイクルする仕組みがあります。

その中でも、抗酸化物質を再生させる力が強いのが「**α-リポ酸**」です。

α-リポ酸は、単体でも高い抗酸化力を持っていますが、他の抗酸化物質を再生する能力も併せ持っています。ビタミンCやビタミンEは体内で活性酸素に反応して除去しますが、その後は活性酸素に酸化されて抗酸化力を失います。

体内にα-リポ酸があることでビタミンCやビタミンEを復活させて、また抗酸化成分として働くようにするのです。

たとえば、ビタミンCは水溶性なので、血液や細胞の中で働いており、脂溶性のビタミンEは脂質からできている細胞膜などで働いて、活性酸素を除去しています。

α-リポ酸は緑黄色野菜で摂取する

α-リポ酸は、水にも油にも溶ける性質があるので、体内でさまざまな場所に入り込んで活性酸素を中和してくれます。α-リポ酸を多く含むのが、ほうれん草、ニンジン、ブロッコリー、トマトなどの緑黄色野菜ですが、α-リポ酸を100mg以上摂取しようとすると、ほうれん草を約2000本、トマト約1000kgを食べなければなりません。これは現実的ではない量なので、高品質のサプリメントで補う必要があります。

α-リポ酸のサプリメントは「S体（人工型）のみを含むもの」「R体（天然型）のみを含むもの」「S体とR体の両方が入ったラセミ型」の3種類があります。

α-リポ酸には、S体とR体という2つの型が存在しますが、生体内ではR体のみが生成され、細胞のミトコンドリアに存在する補酵素として働いています。

α－リポ酸のサプリメントは、R体（天然型）のみを使用し、胃酸などに対する安定性や吸収性を向上させるために、オリゴ糖（シクロデキストリン）で包接化したサプリメントを摂取することをおすすめします。

第2章「3　自分でできる水銀のデトックス法」でお伝えしましたが、α－リポ酸には、水銀の毒性を弱めて排出を促すという効果もあります。

第3章「活性酸素を引く」ポイント

◎紫外線を避けるための対策（日焼け止め、長袖シャツ、サングラス）をする。　⇩71ページ

◎タバコを控える。　⇩71ページ

◎飲酒は適量にし、週2日以上は休肝日にする。　⇩74ページ

◎食品添加物（人工甘味料、着色料、保存料、酸化防止剤、発色剤、漂白剤）が入っているかどうかを確認してから購入する。　⇩74ページ

◎ルティン（緑黄色野菜）を摂取する。　⇩81ページ

◎アスタキサンチン（サケ、イクラ、鯛の皮）を摂取する。　⇩82ページ

◎リコピン（トマト、プチトマト、トマトジュース）を摂取する。　⇩83ページ

◎β－カロテン（ニンジン、カボチャ、青じそ、パセリ）を摂取する。　⇩84ページ

◎アントシアニン（ブルーベリー、カシス、アサイー）を摂取する。　⇩85ページ

◎ビタミンC（レモン、キウイ、グレープフルーツ）を摂取する。　⇩87ページ

◎ビタミンE（アーモンド、落花生、大豆）を摂取する。　⇩89ページ

◎ビタミンB群（豚ヒレ肉、うなぎ）を摂取する。　⇩90ページ

point

◎スルフォラファン（ブロッコリースプラウト）を摂取する。　⇩98ページ
◎高純度の「スルフォラファンサプリメント」を摂取する。　⇩98ページ
◎イミダゾールジペプチド（鶏むね肉）を摂取する。　⇩99ページ
◎カカオポリフェノール（高カカオチョコレート）を摂取する。　⇩101ページ
◎α－リポ酸（緑黄色野菜）を摂取する。　⇩104ページ
◎「R体（天然型）α－リポ酸サプリメント」を摂取する。　⇩105ページ

第4章

AGEs（終末糖化産物）を引く

1 AGEsを引く

人間を活かすも殺すも糖次第

糖は人を動かすエネルギーです。人は食べ物の中の糖質をブドウ糖に分解し、エネルギーとして利用することによって生命を維持しています。糖が入ってこなければ、体も脳も動きません。行動することはもちろん、考えることすらできなくなってしまいます。すなわち、人にとって糖は本来ありがたい栄養素なのです。

しかし、生命活動に不可欠なありがたい栄養素も、過剰に摂って体内に溢れるような状態が続けば、逆に生命を脅かす方向へ働き出します。

糖は体の内側から刃《やいば》を向け始めます。その結果、老化や病気がじわじわと進み、寿命を縮める方向へ追い込まれていきます。「**人間を活かすも殺すも糖次第**」と言われるように、「**糖とどのように付き合うかによって、その人の寿命が大きく変わる**」と言っても過言ではありません。

AGEsとは何か？

人間の身体のほとんどはタンパク質で構成されています。タンパク質には体内に入ってきた糖と結びつきやすいという性質があり、両者が結合するとタンパク質が変性して「**AGEs**」という老化促進物質を生み出します。

AGEsとは「**終末糖化産物**」という意味で、タンパク質または脂質が糖へ曝露されることで起こる糖化反応によってつくられた生成物の総称で、体のさまざまな老化に関与する物質です。

このAGEsは血液中に糖が多い状態でつくられ、食べ過ぎたり、炭水化物や甘い食べ物及び飲み物などの糖質摂取が過剰になると生じます。

「**身体に余分な糖が多くなる→タンパク質と結びつく→AGEsが生じる**」

これが糖化のプロセスです。ここで問題なのが、糖化によって発生するＡＧＥｓです。近年の医学研究では、このＡＧＥｓが老化を加速させ、さまざまな病気を招く元凶だと指摘されています。

ＡＧＥｓが増えると、体内のさまざまな組織が〝化石化〟する

身体の血管や筋肉、肌などはタンパク質で構成されています。ＡＧＥｓが増えるとタンパク質でできた体内のさまざまな組織がどんどん変性・劣化していきます。タンパク質でできた体内のさまざまな組織が〝化石化〟したかのようにもろくなり、本来の役割を果たせなくなってしまうのです。

たとえば、血管のタンパク組織がもろくなると血管壁に炎症が起こりやすくなり、動脈硬化の危険性が高まります。動脈硬化が進めば、心筋梗塞や脳梗塞などの病気になるリスクも高まり、糖尿病の人は腎臓や目などを構成する細い血管がもろくなります。

さらに合併症になる確率が高まります。また、肌のタンパク質がもろくなり、たるみやくすみ、シワなどの老化が進みます。その他に骨の老化にも影響を及ぼし、アルツハイマー

などの認知症や肝硬変などとの因果関係も指摘されています。

8 糖化が起こるのは、人間の体内だけではない

「糖化」は人間の体内だけで起こっているわけではありません。糖（グルコース）とタンパク質が結合して変性してしまう反応はすべて糖化であり、この反応を発見した人の名をとって「メイラード反応」とも呼ばれています。

パンケーキを焼いたとき、こんがりとした褐色にだんだん変化してくのも糖化反応です。これは、パンケーキの中の糖が卵や牛乳などのタンパク質と結びついて変性しているのです。また、魚や肉を味噌やタレにつけて焼いたときにも糖化は起こります。餃子を焼いているときも糖化は起こり、焦げたところにＡＧＥｓがたくさん含まれています。

このように、**糖化は糖がタンパク質と出合って焦げていく過程で起こる反応**です。体に起こる糖化についても「体の焦げ」のような表現をすることも多いのですが、体の糖化は体内の広範囲に起こっていることであり、火を使っていないのに「体のあちこちが焦げる」と表現するより、「もろくなる」あるいは「化石化する」という表現のほうが理解しやす

いかもしれません。

「食べ物を焼き過ぎない」「焦げたところは食べない」

体にAGEsが溜まっていくには、**「体内で余った糖がタンパク質と結びついてAGEsが生成される経路」と「食べ物に含まれるAGEsが口から入ってくる経路」**との2つのルートがあります。

まずは「食べ物を焼き過ぎない」「焦げたところは食べない」ことが大事になります。また、体内のAGEsは溜まっていく一方というわけではなく、白血球の一種であるマクロファージによって代謝されます。

マクロファージは「貪食細胞《どんしょく》」とも呼ばれ、体内の異物を見つけては食べてしまう細胞です。この細胞の働きによってAGEsの一部は食べられ、処理されて体外へと排出されます（第6章参照）。

しかし、マクロファージがいくら頑張っても、高血糖状態が続いて体内で次から次にAGEsが産生されるようであれば、体の代謝能力が追いつきません。**大切なことは、食べ**

過ぎや糖質の摂り過ぎに注意して、体内に行き場を失った糖が増えないようにすることです。

ＡＧＥｓを予防するためには、ブロッコリースプラウトに含まれる「**スルフォラファン**[※注6]」（第3章　7参照）やタマネギに含まれる「**ケルセチン**[※注7]」が有効です。

私は、食事を楽しむために、時にはお好み焼きや餃子などを食べることがあります。その場合は、まず初めに「ブロッコリースーパースプラウト」または「オニオンスライス」を食べるようにして、ＡＧＥｓの産生を抑制します。外食時は、「スルフォラファンサプリメント」を摂取しています。

※注6　スルフォラファン

有機硫黄化合物のイソチオシアネート系の化合物で、植物中では前駆体のグルコシノレートの形で存在し、ブロッコリー、キャベツ、芽キャベツ、ケールなどのアブラナ科の野菜から摂取できます。

※注7　ケルセチン

タマネギやブロッコリーなどに豊富に含まれているポリフェノールの一種です。ケルセチンには「抗酸化作用」「抗炎症作用」「降圧作用」などさまざまな作用がありますが、摂取しても体に吸収されにくいという性質を持っているため、糖と組み合わせたケルセチン配糖体にすることで効果が期待できるようになりました。

2　糖化と酸化はいつも影響し合う

糖化と酸化の相互作用

「糖化」は、人間が糖を利用してエネルギーを生み出している以上、ある程度は避けられない現象です。したがって、ＡＧＥｓも人間が生きていく過程でどうしても発生せざるを得ない副産物です。ゼロにすることは現実的には不可能であり、健康な人の体にも多少はＡＧＥｓが蓄積しています。

また、糖化とよく似た生体反応に、第3章で解説した「酸化」があります。糖化と同様、酸化も人間が生きていくために避けられない現象です。

人間は呼吸で取り入れた酸素を利用することで、エネルギー代謝や血液浄化など、さまざまな反応を引き起こしています。このときに吸った酸素の2～3％が活性酸素となり、酸化の原因となります。

活性酸素は、その強力なパワーで体内に入ってきた脂質を酸化させます。これによってできる劣化した脂質「過酸化脂質」が体内に居座るようになると、全身の細胞が傷ついてダメージを受け、老化の大きな原因になります。

本来、体に必要不可欠であるものが、取り入れ過ぎることによって一転、体に害を及ぼす存在になる。この点で、酸化のプロセスは糖化のプロセスと共通しています。そして、**酸化と糖化は互いに影響し合いながら同時に進行**していきます。

そもそも、糖が劣化するのには酸化や酵素の力が作用しているため、酸化の度合いが大きければ、糖化もより起こりやすくなります。また、糖化と酸化が同時に起これば、老化や病気もさらにスピードと勢いを増して進んでいきます。

酸化対策の陰に隠れていた糖化への対策

これまで、老化の原因として酸化ばかりが取り沙汰されたのに比べ、糖化はそれほど注目されていませんでした。しかし、現在では「**糖化を放置すると大変なことになる**」ということが科学的研究によって証明されているのです。

老化や病気に拍車をかける原因の隠れた本命として糖化の問題がクローズアップされているからこそ、私はこの糖化について「ＡＧＥ研究協会」で学び、認定講師の資格を取りました。そこで学んだこと、実践してわかったことを踏まえてお伝えしていきます。

3 食後1時間の血糖値の上がり方で、糖化のリスクがわかる

重要なのは、空腹時ではなく、食後の血糖値

自分の体が糖化しているかどうかは、食後の血糖値を目安にします。一般の健康診断で行われているのは、空腹時の血糖値測定です。しかし、空腹時ではなく、**食後の血糖値が大事**になるのです。

糖化は、食後に血液中に余分な糖が溢れている状態で発生します。つまり、食後の高血糖によって起こるのです。食後に「高血糖になっているかどうかをチェックする」のが最も有効で、また、食後の血糖値は、糖化はもちろん、早期段階の糖尿病を見つける指標としても重要になります（注　糖尿病になる人は、病気が発症する5年ぐらい前から食後の

血糖値が上昇し始めます）。

「食後1時間」の糖化対策が寿命に大きく関わってくる

糖化が進んでいる人や糖尿病リスクがある人は、インスリンがすぐには分泌されず、「食後の血糖値が上がったまま、しばらく下がらない」という特徴的傾向を示します。しかも、空腹時は正常で食後だけ高くなります。

なお、食後に血糖値が上がり、**体に一番AGEsができやすいのは食後1時間**です。この食後1時間の時点で血糖値が150㎎／dℓを超えていたら要注意、200㎎／dℓを超えていたら危険と考えることです。AGEsは食後の高血糖状態で盛んに増殖し、食後1時間に最も増えやすい性質であることがわかっています。

つまり、食後1時間にポイントを置き、その時点までにいかに血糖値を下げるのかを考えていくことが大事になります。この「食後1時間対策」を心がけているかどうかによって、体内のAGEsの量に大きな差がつき、老化や病気の進行度合いにも大きな差がつくのです。すなわち、AGEsや食後血糖値への対策をしっかり行えば、寿命を10年短くしてしまうリスクを減らせることにつながります。

「人を活かすも殺すも糖次第」。糖を敵にするのか味方にするのか。これによって人生が大きく変わると思います。

4 AGEsリスク2つのパターン

AGEsが引き起こす2つのリスク

糖化は体を蝕《むしば》んでボロボロの状態にします。その主犯がAGEsであり、そのリスクには次の2つのパターンがあります。

①体を構成するタンパク質にAGEsが直接接着し、その機能を低下させてしまう
②AGEsが受容体と結合し、その受容体を通して細胞に炎症を引き起こす

①体を構成するタンパク質にAGEsが直接接着し、その機能を低下させてしまう

人の体の大部分はタンパク質で構成されています。筋肉もタンパク質、肌や髪もコラーゲンやエラスチンなどのタンパク繊維を主として構成されています。また、血管や心臓を形成しているのもタンパク質であり、その他の臓器にもたくさんのタンパク質が含まれているのです。

ＡＧＥｓはこのタンパク質に接着し、その弾力や柔軟性を失わせてしまいます。この現象を専門的には「**AGEs架橋**」と言います。

血管を構成するコラーゲンタンパク質にＡＧＥｓが接着すれば、血管のクッション性が失われて、硬くなったり切れやすくなったりします。また、肌を構成するコラーゲンやエラスチンにＡＧＥｓが接着すれば、肌が弾力や柔軟性を失って、ハリがなくなり、たるみやシワ、シミなどのトラブルが起こりやすくなります。

このようにタンパク質でできた体内の構成物が、ＡＧＥｓによって化石化したようにもろく壊れやすくなります。さらにＡＧＥｓ架橋が進むと、各臓器の機能が大きくダウンし

ます。この典型的なパターンとして腎臓の例があります。

腎臓の大切な働きは尿をつくることです。体内を回って老廃物を溜め込んだ血液を何層ものフィルターでろ過し、尿にしています。このフィルター役を果たしている膜はタンパク質でできているので、膜を構成しているタンパク質にＡＧＥｓが接着することで、腎機能が低下します。

このようにＡＧＥｓが体のタンパク構成物に接着し始めると、その期間は本来の仕事が果たせなくなります。体の器官でこうした機能低下が同時多発的に進めば、全身がボロボロの状態になってしまいます。糖尿病が進んだ人が起こす合併症は、ＡＧＥｓの蓄積によって同時多発的に起こる全身機能の低下です。ＡＧＥｓによるタンパク質の機能低下は、放置しておくと、生命機能の低下に関わる問題にまで発展します。

②AGEsが受容体と結合し、その受容体を通して細胞に炎症を引き起こす

ＡＧＥｓには受け皿である受容体があり、これを「**RAGE（レージ）**」と呼びます。

ＡＧＥｓとＲＡＧＥが結びつくと、細胞内の情報伝達に変化が起こり、炎症シグナルが活

発になります。これによって、個々の細胞に炎症が引き起こされます。AGEsがRAGEという受け皿を得ると、体内の細胞が炎症の危険にさらされます。

この炎症が起こると、細胞は本来の勢いを失って老化し、体を構成する1つひとつの細胞の機能が衰え、老化スピードが加速します。この炎症によって大きなダメージを受けるのが血管であり、血管の内側で起こる炎症が動脈硬化の原因の1つになっています。

また、糖化によるAGEsが及ぼす害は、体のあらゆる細胞の機能低下につながります。免疫力が低下し、内臓の働きが鈍くなった結果、だるさや疲れやすさが引き起こされます。擦り傷が治りにくくなったり、ふくらはきが頻繁につったり、歯周病や水虫などの炎症が悪化したり、仕事の集中力が落ちてきたり、肌の血色や顔色が悪くなってくるなど、小さなトラブルにも糖化が影響している可能性があります。

このように、「糖化」の問題は、トラブルの大小にかかわらず、すべての人にとって身近な課題になっているのです。

5 糖化する食べ方、糖化しない食べ方

炭水化物を重ねて食べない

糖質は、摂り過ぎないに越したことはありません。しかし、「糖質を摂らなければ、糖化は進まない」というわけでもないのです。

「糖化」とは、高血糖の状態下で進む現象です。血糖値を急上昇させてしまうような食べ物をできるだけ控えることが、高血糖状態を回避する1つの手段になります。

そして、血糖値を最も急上昇させてしまう栄養素、それが「**糖質**」です。

代表的な糖質は、ご飯やパン、うどん、蕎麦、パスタなどの炭水化物です。ケーキやチョコレート、饅頭などのお菓子類、さらに砂糖が入った缶コーヒーやジュース、清涼飲料水

などの飲み物のほか、ヘルシーに見える果物にも多くの「糖質」が含まれています。

これらの食べ物や飲み物を過剰に摂る食生活を続けていると、食後高血糖になりやすく、糖化が進んでいきます。

たとえば、「うどんとおにぎり」「パスタとパン」「カレーライス」「焼き餃子とご飯」など、糖質を重ねて食べることを好む人は特に要注意です。食べ物は、カロリーの高低だけではなく、食品の「**GI値（グリセミック・インデックス）**」に着目する必要があります。

GI値は食後の血糖値の上昇スピードを数値化したもので、数値の高い食べ物ほど血糖値を急上昇させます。しかし、糖質を過度に減らし過ぎると、かえって逆効果になることもあります。

一時期に流行した低インスリンダイエットは、できる限りGI値の低いものを食べれば痩せることができるということでしたが、現在は姿を消してしまいました。その一番の理由は、長続きしないことです。

日本人の主食は基本的にお米であり、炭水化物を中心におかずを選びます。つまり、低インシュリンダイエットは、少々非現実的な部分があるのです。日本人は混合食であり、多彩な山海の幸を並べて、ご飯を食べる民族です。その伝統的なスタイルを捨ててまで糖質を敵視することはないのです。**「糖質も適量であれば問題ない」**と考えるようにしたほうがいいと、私は思います。

極端な糖質制限の落とし穴

さらに、ここ数年、「ローカーボダイエット」など、糖質を極端に制限するダイエットが注目を浴びています。これは前述した低インシュリンダイエットと同様、炭水化物（カーボハイドレート）の摂取量をできるだけ減らすローカーボを基本としたダイエット法です。しかし、これらのダイエットにも大きな落とし穴があります。それが**骨髄の機能低下**です。

血液の血球成分は骨髄においてつくられています。また、その血球成分の中には全身の血管の修復役をしている「ＥＰＣ（血管内皮前駆細胞）」（第1章6参照）という物質が含まれます。骨髄の機能が低下すると、血管修復役のＥＰＣが活性しなくなり、動脈硬化など血管機能の破壊が進行しやすくなるのです。超低炭水化物の食事を長く続けていると、骨髄の機能が大きく低下し、血管の修復力が落ちてしまうことが明らかになっています。

つまり、極端な糖質制限を続けていると、健康に痩せるどころか、逆に動脈硬化を促進しかねません。実際、「低脂肪、通常タンパク、高炭水化物」の食事を摂った人と、「高脂肪、高タンパク、低炭水化物」の食事を摂った人の血液の状態を比べると、前者では中性脂肪やコレステロールの値が下がったのに対し、後者では逆に上昇するデータがあり、後者のほうが、より動脈硬化になりやすいと言えます。

さらに、超低炭水化物は、ＡＧＥｓの前駆物質を増やしてしまいます。すなわち、糖質を極端に制限することによって、逆に糖化が進んでしまうこともあるということです。

このように、糖質は摂り過ぎるのはもちろん、減らし過ぎるのも禁物です。「糖化」の問題は、糖を敵視するだけでは解決しません。解決するには、糖を味方にすることです。短期間ではなく、**何年・何十年もの長期にわたって糖を味方にする食事を続ける**ことがとても大切だと思います。

6 糖化を防ぎ、糖を味方にする基本

日々のメニューは「カロリー」と「GI値」の2本立てで考える

3大栄養素である「糖質」「タンパク質」「脂質」は過不足なく摂ることが大切です。それぞれのカロリーの割合は、「6：2：2」または「5：3：2」が推奨されています。

もちろん、ビタミンやミネラルなどの微量栄養素も不足させないようにします。

ただし、この場合は少々糖質の割合が高めで、血糖値や糖化のことが気になる人は、糖質の摂取をもう少し控えめにしてもいいと思います。この場合は、全体のカロリー量だけではなく、GI値も意識して、**日頃のメニューは「カロリー」と「GI値」の2本立てで**考えていくのがベストです。

私は、カレーやお寿司などの高GI食は食べても1週間に2回にすること、焼肉や炒め物などの高カロリー食も1週間に1回にすること、そのほかの食事は低GI食や低カロリー食にして、**高GI食や高カロリー食が連続するのを回避する**ことを実践しています。

そのためには、飲食の内容を手帳や携帯電話のアプリに記録し、日々確認することが大切です。糖化を防ぐには、何より、糖化を引き起こしかねない自分の食生活に気づくことがとても大事になります。

また、仕事で会食が多い人は、1週間に1~2回の頻度で減食日を決めて、通常の2分の1の食事量にするなど、無理なく続けられる習慣をつくることをおすすめします。

糖化を防ぐ食べ方5つのコツ

私がおすすめする糖化を防ぐ食べ方の5つのコツは、以下のとおりです。

①「野菜→タンパク質→炭水化物」の順番で食べて、血糖値の上昇を緩やかにする

ポイントは「食物繊維」で、食物繊維には糖質の吸収を緩やかにする働きがあります。

②毎日、緑の野菜を少なくとも両手一杯分は食べる

緑の野菜は最強の「抗酸化食品」で、1日350gの緑の野菜を摂ることが大切です。

③糖化した食べ物（加工食品や加熱し過ぎた食品）を摂り過ぎない

AGEsの少ない食べ物を選ぶと同時に、体内で起こる糖化を防ぐために「加工食品」を摂り過ぎないようにします。特にスナック菓子は、小麦粉に砂糖を加えて加熱してあるので要注意です。

④1日3食のトータルバランスを考えて、お昼に何を食べるかを決める

昼食は、自分で決められる食事だからこそ、切り替えポイントにします。

⑤食後1時間以内に体を動かすようにする

「食後1時間以内」を狙って体を動かすことで血糖値は大きく下がります。休日は、美味しく炭水化物を食べて、その後「ウォーキング」などをおすすめします。

7

「何を食べるか」の前に、「何を食べないか」を意識する

流行りのサプリメントよりも、食生活の見直しが重要

体の不調には必ず栄養の問題があり、体調を改善するには、まず食生活を振り返り、改善すべき点を正すことが大事です。つまり、流行りのサプリメントを摂る前に、間食を控えて、正しい食事をする。「**何を食べるのかの前に、何を食べないのか**」が重要なので、常に意識するようにしています。

ＡＧＥｓは、内臓や骨、髪にも蓄積し、全身の老化を促します。そして、ＡＧＥｓによって動脈硬化、がん、骨粗しょう症など、さまざまな病気が誘発されるリスクがあります。

私が実践しているＡＧＥｓ対策

ＡＧＥｓは、空腹時に糖を大量に摂ることやＡＧＥｓが高い食事をすることで体内に蓄積されるので、まずは炭水化物を重ねて食すること（例　ラーメンと焼き飯、焼き餃子とご飯など）は控えて、ＡＧＥｓの高い食品（例　油料理など）は3日に一度にすることが大切です。私の一番好きな食べ物は、炊き立てのご飯です。これ以上のご馳走はないと言えるぐらいです。しかし、血糖値の上昇が気になるので、食べる量は調整しています。また、ご飯に卵をかけて血糖値が上がりにくくしたり、炊き込みご飯にすることで食物繊維を同時に摂れるようにするなど、お米を美味しく食べるための工夫をしています。

また、ＡＧＥｓ対策として、食事の前に、ブロッコリースーパースプラウトやオニオンスライスを食べるようにしています。外食のときはスルフォラファンやケルセチンをサプリメントで摂取し、ＡＧＥｓの産生を抑制しています。

ＡＧＥｓ体内糖化度検査（測定時間12秒）ができるクリニックがあるので、自分の糖化度をチェックし、ドクターのカウンセリングを受けることもおすすめします。

第4章「AGEsを引く」ポイント

◎食べ物を焼き過ぎない、焦げたところは食べないようにする。　⇩114ページ

◎炭水化物を重ねて食べないようにする。　⇩128ページ

◎極端な糖質制限はしないで、適量を心がける。　⇩129ページ

◎糖質:タンパク質:脂質の割合は、「5:3:2」を意識する。　⇩131ページ

◎高GI食や高カロリー食が連続することを回避する。　⇩132ページ

◎食事は食物繊維(野菜)から食べるようにして、糖質の吸収を緩やかにする。　⇩132ページ

◎糖化した食べ物(加工食品や加熱し過ぎた食品)を摂り過ぎない。　⇩133ページ

◎スナック菓子は小麦粉に砂糖を加えて加熱してあるので要注意。　⇩133ページ

◎食後1時間以内に体を動かすようにする。　⇩133ページ

◎AGEsが高い食品(揚げ物などの油料理)は週に2回までにする。　⇩135ページ

◎スルフォラファン(ブロッコリースーパースプラウト)を摂取する。　⇩135ページ

◎ケルセチン(オニオンスライス)を摂取する。　⇩135ページ

◎高純度の「スルフォラファンサプリメント」を摂取する。　⇩135ページ

第5章

放射性物質を引く

1 有害な放射性物質を引く

すべての生き物にとって、放射線は有毒

私はMGUS（意義不明の単クローン性ガンマグロブリン血症）の経過観察のため、神戸にある大学病院に通院していますが、「病気の進行を抑えるために気をつけたほうがいいことは何ですか？」と主治医の教授に質問したことがあります。

教授は、「はっきり言えるリスクは1つだけです。それは被曝《ひばく》です」とおっしゃいました。被曝とは「放射線を浴びること」ですが、病院の検査で使用されるレントゲンやCT、PET検査、岩盤浴のホルミシスなど、**微量の放射線であれば問題ないと思われていることに大きな疑問がある**と教えていただきました。

人の体は60兆個もの細胞からできています。それぞれの細胞は、細胞膜、DNA、タンパク質、脂肪などからできています。

放射線による巨大なエネルギーは、人の細胞を構成する分子をつくる原子同士の結合より数万倍も大きく、人体が放射線を浴びることで細胞を構成している分子が破壊されます。放射線量が多ければ細胞そのものが死んでしまい、細胞の中に保管されているDNAもダメージを受けます。このダメージが蓄積していくと、正常細胞はがん細胞に変異すると言われています。

すべての生き物にとって放射線は有毒であり、「微量の放射線であれば無毒である」という論拠はありません。放射線を浴びること、すなわち**被曝は常に有毒**なのです。

内部被曝は外部被曝に比べて危険度が数十倍高い

被曝時の年齢が低いほど、放射線によるDNAの損傷が大きいことが知られています。これは細胞分裂が活発なときにDNAが損傷する危険が高いためで、子どものほうが放射線の影響を強く受けて、健康被害が実際に現れる可能性が高くなります。

被曝には「**外部被曝**」と「**内部被曝**」の2種類があります。体の外にある放射性物質からくる被曝を「外部被曝」と言います。病院でのレントゲン検査や、がん治療で受ける放射線も一種の外部被曝です。一方で、放射性物質に汚染された空気を吸ったり、放射性物質に汚染された野菜や果物、穀物、魚介類を食べたり、水を飲むことで体に放射性物質が入るのが「内部被曝」です。

同じ線量の放射線を浴びても、**内部被曝は外部被曝に比べて危険度が数十倍高い**と言われているので、より注意が必要になります。

海藻類がストロンチウム90の体内吸収を防ぐ

原発事故で最も頻繁に現れる放射性物質の1つが「ストロンチウム90」です。体内に入ったストロンチウム90は、腸管から吸収されて血液に入り、やがて骨に蓄積します。ここで内部被曝が起こり、骨にがんが発生します。そして、骨髄もダメージを受けます。骨髄がダメージを受けると白血球がうまくつくれなくなり、がんや感染症と戦う免疫力が低下してしまうのです。

ある有名な研究報告によると、わかめや昆布などの海藻類に含まれる「**アルギン酸ナトリウム**」（注　海藻類に含まれる多糖類の一種であり、食物繊維の1つ）というヌルヌル物質が、ストロンチウム90の骨への吸収を50～83%も減らしたことが報告されています。ヌルヌル物質が腸管でストロンチウム90に吸着することで、体内への吸収を防いで不溶性のゲルにし、排便時に体外に排泄《はいせつ》されるのです。

私は、今でも1日1回は「沖縄産もずく」または「高知産めかぶ」を食べるようにしています。

2 放射性物質の吸収を防ぐライバル元素

ライバル元素とは

食物連鎖の頂点にいるのは人間です。だからこそ、最も放射性物質の濃度が高いものを食べるのは、人間なのです。

では、口から入った放射性物質は、体内でどのような働きをするのでしょうか。

たとえば、骨や歯などの組織をつくるにはカルシウムが必要です。これが十分に摂取できていないと、体はカルシウムに似た元素を吸収してしまいます。それが放射性物質のストロンチウム90です。カルシウムとストロンチウム90はライバル関係にあり、これを「ライバル元素」と言います。

ライバル元素を豊富に摂取すれば、放射性物質を抑えられる

ストロンチウム90は、乳製品に多く含まれています。なぜなら、人と同様、動物もカルシウムが不足するとストロンチウム90を吸収してしまうからです。ストロンチウム90は骨と歯に吸収されて蓄積し、放射線を放ちます。逆に考えれば、「**ライバル元素を豊富に摂取していれば、放射性物質が吸収される余地はない**」ということになります。

やむを得ず口に入ってしまう放射性物質を腸管から吸収させないために、**日常からカルシウム、カリウム、鉄、ヨウ素などを**

図表3　放射性物質とライバル元素

放射性物質	蓄積する臓器	ライバル元素（解毒剤）
ヨウ素131	甲状腺、生殖器	ヨウ素
セシウム137·134	骨、肝臓、腎臓、筋肉、生殖器	カリウム
ストロンチウム90	骨、骨髄	カルシウム
プルトニウム239	肺、肝臓、腎臓、生殖器	鉄

十分に摂っておくことが大切です。

図表3に、放射性物質とそれに対応するライバル元素を掲げておきます。

3 放射性物質の本質は活性酸素

抗酸化物質が放射線によるダメージを最小限にする

放射性物質は「α波」「β波」「γ波」などの放射線を放出します。この放射性物質が、人体の約70％を占める水と化学反応を起こして、「活性酸素」ができます。この活性酸素が猛毒なのです。細胞レベルの酸化は、病気を引き起こします。

ＤＮＡの酸化は、ＤＮＡに変異を起こし、細胞増殖にエラーが生じ、エラーに歯止めがかからなくなり、その結果、がんへ移行していきます。細胞内でエネルギー産生に働くミトコンドリアが酸化されると、ブドウ糖がエネルギーに変換されないため、疲れやすくなります。

つまり、**放射線によるダメージを最小限にするためには、活性酸素を分解して無毒化する物質、つまり「抗酸化物質」をしっかり摂る**ことに尽きるのです。

抗酸化物質を摂取する方法

人間には本来、活性酸素を除去する仕組みが備わっています。それが、第3章で述べた「SOD（スーパーオキシドディスムターゼ）」「カタラーゼ」「グルタチオンペルオキシダーゼ」などの酵素で、体内で活性酸素を分解します。しかし、**体内の酵素は年齢とともに減少するため、酵素を摂ることはとても大切**です。

酵素を補給する身近な食べ物は果物です。果物には、酵素はもちろん、食物繊維やビタミン、ミネラル、抗酸化作用のあるファイトケミカル（38ページ参照）も豊富に含まれています。ただし、皮をむくと酸化が始まってしまうため、むいたらすぐに食べることをおすすめします。

体内酵素を増やすには、酵素をたくさん含むフレッシュな食物を多く食べて、酵素を生み出してくれている腸内環境が活発に働くように整えることが大切です。

また、抗酸化物質として、ビタミンA、ビタミンB群、ビタミンC、ビタミンE、カロテノイド、フラボノイド、そしてセレンなどのミネラルも、活性酸素を分解し無毒化するために活躍しています。

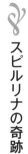

4 放射性物質から体を守るサプリメント

スピルリナの奇跡

放射線に関して、1986年4月に現在のウクライナにあるチョルノービリ（チェルノブイリ）原子力発電所で起こった事故にまつわる有名な話があります。原発事故による被害は、ウクライナだけでなく、隣接するベラルーシにもウクライナの約70％に相当する放射性物質が落下したと言われ、国土の23％が汚染されました。

このとき、イギリスのある企業がベラルーシの原発事故の子どもたちを治療している病院に「**スピルリナ**※注8」という緑色の藻類のサプリメントを寄贈しました。病院で1日5gのスピルリナを45日間飲ませたところ、子どもたちの免疫力が上昇し、一方で放射性物質であるセシウム137が尿中に排泄されて、体内の放射線レベルが低下したのです。

放射線による貧血も改善したのですが、これもスピルナに豊富に含まれている「鉄」の効果（ライバル元素）だと理解できます。

放射性物質をデトックスする習慣

スピルリナは、クロレラによく似た淡水に生息する緑色の藻類で、クロロフィル（葉緑素）が豊富です。クロロフィルが持っている活性酸素を分解する働きで、放射線障害が軽減されたのです。また、スピルリナには、「メタロチオネイン」というイオウを含んだ解毒タンパク質も豊富に含まれています。メタロチオネインは、水銀やカドミウムなどの有害重金属や、ストロンチウム90やプルトニウム239などの放射性物質を吸着し、無毒化します。

私は、放射性物質のデトックス習慣として、病院でのCT検査の前後と毎月末の1週間だけ集中して「スピルリナ・サプリメント」を摂取するようにしています。また、個室サウナの入浴時にも「スピルリナ・リプリメント」を十分量摂取しています。私の友人は、「疲れにくくなった。風邪をひくことがなくなった」という効果実感があり、喜んで毎日摂取しているようです。

※注8　スピルリナ

藍藻類の一種で、今から30億年以上前に地球上に誕生した最古の植物の1つです。主にアフリカや中南米など、亜熱帯地方の高アルカリ塩水湖に繁殖しています。スピルリナには、ビタミン、ミネラル、β－カロテン、タンパク質、食物繊維、ＳＯＤ酵素、核酸などの栄養が含まれています。スピルリナのサプリメントを選ぶときは、添加物を一切使わないスピルリナ１００％で、スピルリナの持つ粘性だけで粒状に固めた「Pure スピルリナ」をおすすめします。

5 骨髄を再生する食べ物

ルチンは放射線で低下した免疫力を回復させる

放射性物質を取り込むと、内部被曝により主要臓器や骨髄がダメージを受けて、病気と戦う白血球が減少してしまいます。その結果、感染症やがんになるリスクが増大します。
日本でよく食される蕎麦[※注9]に含まれる「**ルチン**」には、骨髄を刺激して細胞の再生を助けて、放射線で低下した免疫力を回復させてくれるという働きがあります。

さらに、ルチンには毛細血管を強くする効果もあります。また、蕎麦以外でも、未加工・未精製の植物類であれば、どの雑穀にも放射性物質のストロンチウム90を吸着して無毒化する「フィチン酸」が豊富に含まれています。

亜鉛は酵素の働きを助け、免疫力を高める

「亜鉛」は酵素の働きを助けるミネラルです。すべての細胞に存在していて、酵素が進める100種類以上もある化学反応を助けますが、とても不足しやすいミネラルです。

神経細胞をつくり、脳の発育を促し、伝達物質や性ホルモンをつくる化学反応において、亜鉛は不可欠なものです。亜鉛が不足すると免疫細胞も十分につくれないので、放射性物質による活性酸素でダメージを受けた骨髄を再生することはできません。免疫力を高めるためにも、亜鉛をしっかり摂ることが大切です。

亜鉛は、ナッツ類や穀物の種子、肉類や魚介類に豊富に含まれていますが、最も多く含むのが「牡蠣」※注10です。牡蠣1個(100g)には亜鉛が13mgも含まれています。

私は、持病であるMGUS(意義不明の単クローン性ガンマグロブリン血症)をケアするためにも、月に1〜2回は、オイスターバーで生牡蠣にレモンをたっぷり搾って3〜4ピースほど食べるようにしています。また、冬に週に2回は、スーパーで購入した生食用の牡蠣を軽くしゃぶしゃぶにして食べています。

※注9　蕎麦

蕎麦にはグリホサートという農薬（除草剤）が使われており、その濃度は通常の150倍と言われています。2015年にWHO（世界保健機関）がグリホサートの発がん性に対して勧告を出していますが、日本は逆に規制を緩和しているので、より注意が必要です。蕎麦を食べるときは、無農薬の蕎麦を選択することをおすすめします。

※注10　牡蠣

牡蠣は加熱すると亜鉛の吸収率が著しく低下するので、オイスターバーなどで新鮮な生牡蠣を食べることをおすすめします。

6 日本が誇る麹《こうじ》のチカラ

麹は大量の酵素を産生させる

「麹」は微生物のことですが、なぜ食べても大丈夫なのでしょうか。

日本人は、毎日のように味噌汁や醤油、日本酒など麹からできているものを摂っています。近年、ゲノム解析や遺伝子解析ができるようになってから、麹菌の遺伝子を研究したところ、日本の麹菌には遺伝的にカビ毒を出す遺伝子がないことがわかっています。

この麹が、なぜ体にいいのでしょうか。**麹は、大量の「酵素」を産生**しています。酵素は、人が生きていく上で、水と酸素と同じようになくてはならないものです。

食べ物を各器官が消化・吸収しやすいように小さく分解してくれる役割も酵素にはあ

り、**人が生命を維持するのに必要な酵素の7割は麹が産生している**と言われています。

麹は菌なので、腸内細菌にダイレクトに影響を及ぼします。

麹と腸内細菌の大きなポイントは、麹を好む菌は善玉菌であるということです。つまり、いい麹を摂っていると、腸内で善玉菌が増えて、腸内環境がよくなり、免疫力が上がるということです。

麹は農薬や放射線をデトックスする

また、**麹が持っている力で優れているのが、農薬や放射線をデトックスする効果がある**ことです。

「味噌汁は朝の毒消し」「医者に金を払うよりも、味噌屋に払え」といった昔からのことわざがあります。1945年8月9日に長崎に原子爆弾が投下されたとき、長崎の聖フランシスコ病院では、戦時下の備蓄食料としてわかめと味噌を備えていたため、毎日わかめの味噌汁を飲んでいたところ、被曝の被害が少なかったという報告もあります。また、前述したチョルノービリの原発事故のときには、「味噌は放射性物質を解毒する効果がある」

という話が広がり、日本の味噌会社に注文が殺到しました。

有機野菜やお米を選ぶのは良いことですが、それでも農薬をゼロにすることは現代では不可能です。だからこそ、しっかり麹を摂ることで、体に害を及ぼす成分をデトックスしていくことが、正しい健康管理につながると思います。

麹の種類と役割

麹には、「**白麹**」「**黒麹**」「**黄麹**」の3種類があります。その中で、白麹と黒麹の2種類の麹には、黄麹にはないクエン酸をつくる働きがあります。白麹と黒麹を摂ることで、腸内環境が改善され免疫力がアップします。

それは、この2つの麹を摂ると、腸内で「**酪酸菌**」が増え、腸内を弱酸性に保ち、悪玉菌が活性化するのを抑制するからです。酢酸はビフィズス菌からもつくられますが、酪酸は酪酸菌からしかつくられません。

何より、**酪酸は大腸が必要とする栄養の約9割を占めるエネルギー源**です。このように優れた効果を発揮する酪酸菌を増やすために、「白麹」を摂るということが重要なのです。

　また、「黒麹」を摂ると**NK細胞の数が増えて活性化**します。NK細胞は、体内をパトロールして、がん細胞やウイルスに感染した細胞を見つけたら攻撃するという大事な細胞です。黒麹の研究では、黒麹を使ったドリンクを毎日飲んだ人は飲まなかった人と比較して、NK細胞の数が1・5倍に増えたという結果が出ています。これは、麹を摂れば免疫力が上がることに対する確かなエビデンスです。

　さらに、麹を摂ると**「制御性T細胞」が増加**します。この抑制性T細胞は、新型コロナウイルスの重症化の原因として取り上げられている免疫の暴走を抑える働きをします。また、アレルギーも免疫の過剰な反応が原因の1つになっているので、アトピー性皮膚炎や花粉症、リュウマチの症状を軽減することができます。

　白麹や黒麹には、血糖値の上昇を抑える効果があります。それは、腸の中で酪酸菌が増えることでインスリンの分泌が増えます。インスリンは血糖を下げるホルモンなので、結果として血糖値が下がるからです。**麹でつくる食品をたくさん食べることで、血糖値を抑制する**ことができるのです。

　黄麹が生み出す物質の中に、高血圧を抑える物質があることが明らかになっています。「味噌汁には塩分が多いので、高血圧の人にはよくない」と以前はよく言われていました。

しかし、味噌汁をたくさん飲む人とまったく飲まない人の血圧を調査したところ、実際には数値は変わらず、差はなかったという論文があります。味噌は、黄麹を使ってつくられます。

高血圧の人は、塩分の摂り過ぎには注意が必要ですが、味噌汁を避けるよりも、定期的に飲んで麹を体に入れることのほうがメリットは大きいと思います。

8 麹を摂取する方法

麹を摂取するには、以下の2つの方法があります。

①甘酒

甘酒は、〝飲む点滴〟とも呼ばれ、栄養が詰まった素晴らしい飲み物です。甘酒の甘みの主成分は、オリゴ糖の自然な甘さです。オリゴ糖は腸内細菌の中でも善玉菌のエサになるので、腸内環境が改善されます。

②茶麹

茶麹サプリメント（お茶×黒麹）です。麹の酵素が、お茶の力によってさらにパワーアップしています。私のおすすめは、河内菌本舗の茶麹です。無農薬で、香料や保存料、賦形《ふけい》剤が使用されていない特許商品です。

第5章「放射性物質を引く」ポイント

◎外部被曝（レントゲン、CT、PET検査、岩盤浴）に気をつける。　⇩138ページ
◎内部被曝（放射性物質に汚染された食べ物や飲み物）に気をつける。　⇩140ページ
◎アルギン酸ナトリウム（もずく、めかぶ、わかめ）を摂取する。　⇩141ページ
◎ライバル元素（カルシウム、カリウム、鉄、ヨウ素）を摂取する。　⇩143ページ
◎抗酸化物質（ビタミンA、ビタミンB群、ビタミンC、ビタミンE、カロテノイド、フラボノイド、セレン）を摂取する。　⇩146ページ
◎「Pure スピルリナ」サプリメントを摂取する。　⇩149ページ
◎生牡蠣に生レモンを搾って食べる。　⇩152ページ
◎無農薬の蕎麦を食べる。　⇩153ページ
◎味噌汁を飲む。　⇩158ページ
◎甘酒を飲む。　⇩158ページ
◎「茶麹サプリメント」を摂取する。　⇩159ページ

第6章

細胞を元気にする
ビタミン・ミネラルと
マクロファージの活性化療法

1 ミネラルが吸収されやすい体内環境をつくる

体調不良は細胞のミネラル不足から

私がドクターから教えていただいたことは多々ありますが、強く感銘を受けたのは「**体調不良は細胞から考えたほうがいい**」ということでした。つまり、細胞の栄養となるミネラルが不足しているかどうかをチェックすることです。

そのため、今でも「オリゴスキャン検査」を年に一度は行うようにしています。オリゴスキャン検査とは、手のひらに光を当てて、体内のミネラル20元素と有害重金属14元素を3分ほどで測定する検査のことです。

不足するミネラルを補うことは難しく、その特性を正しく理解した上で摂取しないと、

必要なミネラルをさらに吸収できなくなります。安易にサプリメントなどを服用すると、逆に体調が悪くなることがあるので、注意が必要です。

ドクターの問診で、現在飲んでいるサプリメントのことを詳しく聞かれるのはこのためで、「すべてのサプリメントを一旦やめてください」と必ず言われます。

このようなことから、まずはミネラルについて詳しく理解することがとても大切です。

ミネラルを正しく理解する

ミネラルとは、生体を構成する主要な4元素（酸素、炭素、水素、窒素）以外の元素の総称です。細胞の栄養源となるものであり、酵素が正常に働くための補因子としても重要です。ちなみに、ビタミンは有機物で「易吸収性」です。ミネラルは無機物で「難吸収性」です。ミネラルを吸収させるためにまずやらなければならないのが、**余分なミネラルを抑えて、必要なミネラルが吸収される体内環境をつくる**ことです。

たとえば、ナトリウムやアルミニウムなどがその代表です。現代の食事には味つけのために大量の「ナトリウム（塩分）」が含まれています。また、アルミ缶飲料（缶ビール、缶コーヒーなど）を飲むことにより、「アルミニウム」が過剰に体内に蓄積され続け、必須ミネラルが吸収できなくなっているのです。

つまり、**必要なミネラルを吸収するためには、余分なミネラルのデトックスから始める**ことが重要になります。たとえば、「ナトリウム」を摂り過ぎた場合は、「カリウム」を摂ると、体からナトリウムが排出されやすくなります。東日本大震災の際に福島第一原発の事故で被災された方々にヨウ化カリウムが配布されたのは、甲状腺をヨウ素で満たして放射性物質の入り込む余地をなくすためです。

カリウムを多く摂ることで「同族元素のセシウム（放射性物質）が体内に入ってくるのを防ぐ」という働きがあるからなのです。

ミネラルの吸収を高める方法

また、ミネラルを吸収させる方法の1つに、「キレート」があります。**キレートとは、吸収されにくい栄養分をアミノ酸や有機酸で挟み込んで吸収されやすくする**ことです。

たとえば、牡蠣を食べるときにレモンをかけると、牡蠣に含まれるミネラルの「亜鉛」

がレモンに含まれる「クエン酸」でキレートされて吸収されやすくなります。

このようにミネラルの補給には、キレート加工されたミネラルサプリメントを摂るのも1つの方法ですが、**一番のおすすめは「腸内環境を整える」こと**です。腸内細菌（善玉菌）が食物繊維を材料にして「短鎖脂肪酸」をつくり出し、短鎖脂肪酸がミネラルをキレートすることで、ミネラルの吸収を高めてくれます。

難吸収性ミネラル「マグネシウム」

ミトコンドリアを活性化させるために多くの栄養素が関わっていますが、その中でも多くの人に不足しがちなミネラルが「マグネシウム」です。マグネシウムは、体の中で4番目に多いミネラルで、水溶性になりやすい性質を持っています。したがって、調理上での損失が大きいため吸収されにくく、さらに汗からもマグネシウムの損失があるため、汗をかく季節には気をつけなければなりません。

マグネシウムは、体内で最も大切なエネルギー産生に関わり、タンパク質や脂質などの生合成、遺伝子合成など生体内の300以上もの酵素反応に関わる補因子として重要な役割を果たしています。つまり、ミトコンドリアを活発にするためには、マグネシウムが必須になるということです。

マグネシウムは「難吸収性ミネラル」の代表です。そのため、「クエン酸マグネシウム」や「アスパラギン酸マグネシウム」など、**アミノ酸で挟み込んだ形のマグネシウムのほうが吸収率が高まります。**

また、マグネシウムは、カルシウムやリン、亜鉛、ナトリウム、カリウムなどのミネラルの過剰摂取によって吸収が阻害されるため、注意が必要になります。

私は、日々の食事やサプリメント以外でマグネシウムをしっかり補完させる方法として、「マグネシウム入浴剤」を使用しています。この入浴剤をお風呂に入れて毎日20分間半身浴をすると、いつも以上に体の芯から温まることができます。マグネシウム入浴剤によって難吸収性のマグネシウムを経皮吸収させているのです。

マグネシウムは海水に多く存在しているため、魚介類や海藻類に多く含まれています。あおさや青のり、わかめ、ひじき、干しエビ、アーモンドに多く含まれていますが、昨今ほとんどの日本人がマグネシウム不足なので、マグネシウムのサプリメントを含めて積極的に摂取する必要があります。

重要なミネラル「亜鉛」

人間の体には3000以上の酵素が存在していますが、「亜鉛」はその内の300種類以上もの酵素と深く関わり、幅広く活躍しています。亜鉛を構成成分とする酵素の働きには「細胞分裂」「新陳代謝」「皮膚や毛髪の健康維持」「性機能の維持」「味覚の維持」「免疫力の向上」などがあります。

アルコールの分解には、亜鉛とマンガンが密接に関係していますが、アルコールを分解する酵素になるためには亜鉛が必要です。さらに、アルコール分解は肝臓に負担をかけますが、その肝臓には亜鉛が多く含まれていて、肝機能維持にも貢献しています。

肝臓は「解毒やタンパク質の合成」「糖分や脂肪の貯蓄」「胆汁の生成」などを行う臓器ですが、唯一、再生能力を持っています。亜鉛は、その再生の促進、いわゆる細胞の分裂と生成にも大きく関与しています。また、成人男性で最も亜鉛を必要としている器官の1つが前立腺です。50歳以上の男性に多く見られる前立腺の疾患には、亜鉛を摂取することがとても大切になります。

亜鉛を多く含む食品は、生牡蠣、牛赤身肉、カシューナッツ、卵などです。亜鉛は吸収が良いミネラルではないため、サプリメントで摂取するには、マグネシウムと同様の対策が必要になります。亜鉛の吸収を促進するものとしては、クエン酸や酢酸、リンゴ酸、乳酸などの有機酸やビタミンCなどがあり、吸収を阻害するものとしては、お茶などに含まれるタンニン、ポリフェノール、卵《らん》アルブミン、タンパク質などがあります。

2 細胞を元気にするビタミン

ビタミンB群は細胞に働きかけて機能を維持させる

昨今、疲れが取れないという人が増えています。慢性疲労（一晩寝ても取れない強い疲労が半年以上続くこと）は、人間の体が危機に陥ったときに身体を休めるための警告として現れ、痛みや発熱、そして疲労などの症状を伴うようです。

疲れたときに効く滋養強壮剤には、ビタミンB1、B2、B6などのビタミンB群が配合されていますが、これらのビタミンは体のどこに効いて疲労回復するのでしょうか。

それは、肝臓などの臓器ではなく、細胞です。人の体は、約60兆個の細胞からできています。細胞が集まって組織をつくり、組織が組み合わさって器官をつくり、器官が集まって体がつくられます。栄養は、細胞に働きかけて機能を維持するので、第一に考えなくてはならないのが「ミトコンドリア」※注11です。

疲労は「ミトコンドリア」の機能不全

ミトコンドリアは、「ATP」と呼ばれるエネルギーの元をつくる器官です。筋肉を動かす力、呼吸や内臓が働く力、脳や神経が働く力も含めて、活動に必要なすべてのエネルギーを供給しています。つまり、**疲労は細胞レベルで言うと、「ミトコンドリアの機能不全」**なのです。

慢性疲労は、細胞レベルで見ると、「ミトコンドリアの機能が低下し、エネルギー源をつくれない状態」と言えます。ミトコンドリア内のエネルギーをつくる化学反応のことを「代謝」と言い、私たちの体の中でつくられる酵素は、大きくは「**消化酵素**」※注12と「**代謝酵素**」※注13に分けられ、代謝を進めるためには代謝酵素が必要になります。

この酵素の働きをサポートする「**補酵素**」※注14として働くのが「ビタミン」と「ミネラル」です。多くの代謝酵素は、補酵素のサポートなしでは働きません。

ビタミンB1は糖質、B2は脂質、B6はタンパク質代謝の要となる酵素の補酵素として働いています。これらの栄養が不足すれば、酵素が働けないため代謝がエネルギー切れとなり、疲れやすくなると言われています。つまり、食事で糖質が多い人はビタミンB1、脂質が多い人はビタミンB2、タンパク質が多い人はビタミンB6を積極的に摂取する必要があるのです。

※注11　ミトコンドリア
ミトコンドリアは、ほとんどの真核生物の細胞の中に存在する細胞小器官の1つで、高エネルギーの電子と酸素分子を利用して生体活動に必要なエネルギーを合成します。

※注12　消化酵素
消化酵素とは、胃や膵臓・小腸など消化器官から分泌される酵素で、食べた物を血中に取り込める大きさに分解するために働いています。分解される栄養素によって炭水化物分解酵素、タンパク質分解酵素、脂肪分解酵素などに分けられます。

※注13　代謝酵素

代謝酵素とは、消化酵素が体内で使える形にしたエネルギーを、体の隅々で活用するために働く酵素です。細胞１つひとつに働きかけ、新陳代謝の手助けをしています。

※注14　補酵素

補酵素とは、酵素反応の化学基の授受に機能する低分子量の有機化合物です。特にビタミンB群やナイアシンは生体内でさまざまな酵素の活性化に必要な補酵素として機能します。つまり、ビタミンB群やナイアシンの欠乏は補酵素の欠乏を引き起こして、これらを要求する各酵素の活性の低下、代謝機能の減少をもたらします。

3 病気の予防はビタミンから

今すぐ始めることができる免疫対策「ビタミン療法」

私は、毎年4月に「**免疫判定検査**」をしています。免疫判定検査とは、血液を分析して自分の免疫機能を測定する検査です。約1カ月後に自分の「T細胞数」「NK細胞数」「B細胞数」などがグラフ化されてフィードバックされます。

残念なことですが、私の検査結果を比較すると2021年はT細胞数がレッドゾーンに入っていました。2022年と2023年の検査結果はT細胞数とNK細胞数ともにレッドゾーンに入っており、いつ、どこでがんが発症してもおかしくない状態であると診断されました。

ドクターからは、今すぐ始めることができる免疫対策として、「**ビタミン療法**」をすすめていただきました。ビタミンは、生物の生存・生育に必要な栄養素のうち、炭水化物や脂質、タンパク質以外の有機化合物の総称です。つまり、ビタミンは有機物であり、吸収がいいのが特性で、そのため欠乏症に対して極めて高い効果があります。さらにビタミンは欠乏症を補うためだけではなく、使用量を増やすことで、さまざまな効果を発揮することができます。

①ビタミンC

国が推奨しているビタミンC標準摂取量は、1日当たり0・1gで、これは壊血病《かいけつ》を予防する量です。しかし、風邪を治したり、体調不良を改善したりするためには、より多くのビタミンCが必要で、体内ビタミンC濃度をさらに上げなくてはならないのです。

ビタミンCの血中濃度は、ビタミンCを1g摂ると上昇しますが、4時間後には元に戻ってしまいます。したがって、再び4時間以内にビタミンCを摂れば、血中濃度を高く保つことができます。人間は体内でビタミンCをつくることができません。

また、ビタミンCは、経口ではなく点滴で摂ることもできます。これを「**ビタミンC点**

滴治療」と言います。ビタミンC点滴はがん治療にも用いられており、より大量にビタミンCを摂ることができます。

平常時の人の血中ビタミンC濃度は0・7mg／dℓ程度ですが、ビタミンCを15g点滴すると、血中ビタミンC濃度は100mg／dℓまで上げることができ、50～75gを点滴すると400mg／dℓまで上げることが可能です。ビタミンC点滴の論文では、「**400mg／dℓまで血中ビタミンC濃度が上がるとがん細胞は消滅する可能性がある**」と発表されています。

このように、ビタミンCは不足量を補う最低量と医学的効果を得られる最適量の差が大きいことが特徴です。つまり、「食事から摂取する」「サプリメントで摂取する」「点滴で入れる」のでは、ビタミンCから得られる効果がまったく違うということです。

ビタミンCは、壊血病を防ぎ、コラーゲンをつくるには「1日0・1g」必要で、これは国がすすめる摂取量です。感染を防ぎ白血球を働かせるには「1日1～10g」、副腎疲労には「1日50g」、がんの治療には「1日75g」以上が必要です。

このようにビタミンCの摂取量は、目的によって使い分けることが必要です。私は、予防を目的として2週間ごとにビタミンC（30g）点滴を継続しています。

ビタミンC点滴は、高濃度のビタミンCを点滴することにより、短時間で全身にビタミンCが行き渡り、「コラーゲンの生成の促進」「メラニンの生成の抑制」「抗酸化作用」「免疫力の向上」を期待することができます。

②ビタミンB群

ビタミンB群は、水溶性ビタミンであり、ビタミンB1、B2、B6、B12、ナイアシン、パントテン酸、ビオチン、葉酸を指します。

ビタミンの多くは、酵素が活性するために必要な補酵素として働き、その中でもビタミンB群は「代謝ビタミン」と呼ばれ、エネルギーの元であるATPをつくるのに欠かせない栄養素であり、ATP産生の際の化学反応の触媒として働くのがビタミンB群なのです。

たとえば、糖質の代謝にはビタミンB1、脂質の代謝にはビタミンB2、タンパク質の代謝にはビタミンB6が不可欠です。これらのビタミンが不足した場合は、ATP産生が失速した状態となり、細胞は元気を失ってしまいます。

食品から摂ったビタミンB群は、そのますぐに働くのではなく、体内で活性型に変換されて初めて働きます。活性型になるためには、ビタミンB群がお互い助け合うことが不可欠です。つまり、**ビタミンB群をバランスよく摂らなければ意味がない**ということです。

ビタミンB群をバランスよく摂るには、理想的なバランスで配合されたサプリメントを摂るのがおすすめです。ビタミンB群は動物性食品に広く存在しているため、不足することはないと思われがちですが、実際は不足しやすい栄養素の1つです。これは、食品の精製や加工、保存によってビタミンB群が減少していること、ストレスや過度のアルコール摂取、過食、加齢などにより、ビタミンB群の消費量が増加していること、腸内環境の乱れなどが原因です。

③ビタミンD

ビタミンDには、D2～D7の6種類があります。しかし、D4～D7は食品にはほとんど含まれておらず、生理活性も低いことから、一般的には高い生理活性を示すビタミンD2とビタミンD3をひとくくりにして、ビタミンDとしています。

ビタミンDは、肝臓と腎臓を経て、活性型ビタミンDに変化し、**活性型になることで初めてその働きができる**ようになります。ビタミンDは脂溶性ビタミンで、細胞膜を通り抜けダイレクトにDNAに働きかける強い力を持っています。

ビタミンDは、腸からのカルシウム吸収や、腎臓からのカルシウムの再吸収などを通して、血中のカルシウム濃度を調整しています。そのため、ビタミンDが欠乏すると低カルシウム血症を起こしやすくなります。その結果、骨の軟化が起こり、骨折のリスクが高まります。細菌やウイルスが体内に侵入したとき、免疫細胞では「サイトカイン」というタンパク質が分泌され、外敵に対して攻撃の指令を出したり、逆に攻撃し過ぎないように抑制したりして、バランスをとっています。このバランスが崩れ、正常な細胞まで破壊してしまう暴走状態に陥ることを「サイトカインストーム」といいます。

新型コロナウイルス感染症で、高齢者でない方が入院したり重症化したりする理由は、このサイトカインストームによるものが大きいと言われています。ビタミンDには、**炎症を引き起こすサイトカインを減らし、一方で炎症を抑えるサイトカインを増やす**働きがあり、この働きによって、過剰な炎症を起こすサイトカインストームを抑える効果が期待できると言われています。

また、人の体を守ってくれる大事な免疫の立役者に「**抗菌ペプチド**」があります。これは体の表面で病原菌が増えないようにしてくれる大事な物質です。ビタミンDには、この抗菌ペプチドの産生を誘発する働きがあると言われています。

また、ビタミンDは、**十分量を摂ることで、がん（特に乳がん、大腸がん）や糖尿病、**

花粉症などのアレルギーや自己免疫疾患を予防する効果が期待されています。ビタミンDの十分量とは、1日最低1000IU[※注15]で、できれば2000IUのビタミンDを体内でつくる必要があります。ビタミンDを体内で2000IUつくるためには、晴れた日に水着で20分間または半袖で40分間（曇りの日はこの倍の時間が必要）日光を浴びることが必要になります。

日常的に日焼け止めを使用している人や日光を浴びる習慣がない場合は、サプリメントでの摂取が効果的です（日焼け止めを使用している場合はビタミンDが生成できません）。自己免疫疾患やがんの予防にビタミンDを使用するには、1日2000IU[※注16]以上が必要になるので、サプリメントを正しく選ぶ必要があります。

私は、ドクターに処方していただいたサプリメントで、「ビタミンD（5000IU）」とアミノ酸でキレートされた「クリシネートマグネシウム」を毎日摂取しています。ビタミンDは脂溶性ビタミンなのでオイル分と一緒に摂るのが効果的で、オリーブオイルなど[※注17]を摂取した後に摂るようにしています。

※注15　ＩＵ

ＩＵとは、脂溶性ビタミンなどに用いられる国際単位「International Unit」の略称で、１ＩＵ＝０・67㎎、40ＩＵ＝１μgに換算します。

※注16

病気の治療にビタミンＤを使用する場合は、１日当たり５０００ＩＵが必要になります。

※注17

長期間ビタミンＤを過剰摂取すると、高カルシウム血症になる可能性があると言われていますが、食事やサプリメントでビタミンＤをしっかり摂取していても、クリニックで血中ビタミンＤ濃度を測定してみると、その低さを確認できます。

4 体を守るマクロファージとは何か

マクロファージは優秀な免疫細胞

マクロファージは白血球に分類される免疫細胞の1つです。

マクロファージは、**がん細胞やウイルス、細菌を貪食、消化する細胞**であり、NK細胞の働きをします。免疫細胞の中心を担うアメーバー状の細胞で、体内に侵入した細菌やウイルス、また異物（がん細胞）も貪食し消化します。

マクロファージの活性化の多様性はまだ完全に明らかになっていませんが、昨今は、HIVや乳がん、大腸がん、前立腺がんの完全治癒例が報告されています。また、マクロファージは貪食したがん細胞やウイルス、細菌の抗原提示を、ヘルパーT細胞、B細胞に行います。つまり、**樹状細胞**の働きもするのです。

体内にウイルスや細菌などの異物（抗原）が侵入すると、まずマクロファージが発見し、それらを食べて死滅させます。また傷を修復し、体の新陳代謝を調整します。マクロファージは健康維持に欠かせない多くの役割を持っているのです。マクロファージが多様な抗原に対応できるのは、細胞の表面にさまざまな物質をキャッチする「受容体」を持っているからです。受容体には細菌に対応できるもの、ウイルスに対応できるものなど多くの種類があり、細菌やウイルスとマクロファージが持つ受容体が一致して、初めて免疫細胞を働かせることができるのです。

マクロファージが果たす免疫機能

免疫機能は、「**自然免疫**」と「**獲得免疫**」に分類することができます。

マクロファージは生まれたときから備わっている自然免疫の1つです。一方、獲得免疫は一度体内に侵入した抗原を記憶し、抗体をつくって2回目以降の侵入で特にチカラを発揮するものです。マクロファージはさまざまな免疫細胞と協力し合って体を守っています。

抗原が侵入したときに最初に発見するのはマクロファージですが、その情報はヘルパーT細胞に伝えられます。ヘルパーT細胞は免疫機能の司令塔のような役割をしていて、B細胞に抗原に対応できる抗体をつくるように指示します。B細胞は抗体を産生できる形質細胞に変身し、抗体をつくって出撃させます。さらに、キラーT細胞とNK細胞も抗原を攻撃します。

また、B細胞には病原体の特徴を記憶する働きもあります。一度はしかに罹ると二度と罹らなくなるのは、B細胞が危険な敵を覚えていてくれるからです。

このように、マクロファージは免疫機能において重要な役割を担っているのです。

5 私のマクロファージ活性化療法

複数のドクターの療法を組み合わせて実践

マクロファージは、がん細胞やウイルス、細菌を貪食、消化する細胞（自然免疫）です。免疫力を高め、がんのリスクを回避し、持病を根治するために、私がドクターからアドバイスをいただいたのは、このマクロファージの活性化です。受診した複数の病院で、それぞれのドクターからすすめていただいたマクロファージ活性化療法を組み合わせたものを毎日実践しています。

①ビタミンD（5000IU）＋マグネシウムの摂取

マクロファージ活性化療法のファーストチョイスは、「**ビタミンD療法**」です。ビタミンDの効果は前述したとおりです。ビタミンDは、ドクターに処方していただいたビタミンD（５０００ＩＵ）サプリメントとグリシネートマグネシウム（１２０mg以上）サプリメントを併せて毎朝摂取しています。

②MAF（マクロファージアクティブファクター）の摂取

最新のマクロファージ活性化療法は、「**MAF療法**」です。

ＭＡＦとは「マクロファージアクティブファクター」という再生医療専門医療機関が独自に開発したサプリメントです。ＭＡＦは腸管免疫の刺激効果が最も高く、腸のパイエル板に存在する大量のマクロファージを直接活性化することで、腸管免疫を上げて自己免疫疾患などを改善します。[※注18]

私は、ドクターに処方していただいたＭＡＦサプリメントを、起床時及び就寝前（空腹時）に毎日摂取しています。

③LPS（リポポリサッカライド）の摂取[※注19]

「LPS」は「リポポリサッカライド」というリポ多糖であり、「グラム陰性細菌」という種類の細菌の外膜を構成する成分です。LPSは「**免疫ビタミン**」とも呼ばれ、体内で病原菌や異物と戦う細胞の働きをサポートする健康維持には欠かせない成分であり、ビタミンDと同様に体内に侵入したウイルスなどを食べて死滅させるマクロファージを活性化させることが主な働きです。自然治癒力・自然免疫を高め、「美肌効果」「花粉症抑制」「アトピー性皮膚炎の改善」「がんの予防」「糖尿病の予防」に効果があると言われています。

LPSは無味無臭のパウダー状なので、珈琲や紅茶に混ぜて毎日摂取しています。

④パラミロン＋複合乳酸菌（3兆個）＋ビフィズス菌（1兆個）の摂取

「パラミロン」とは、ユーグレナ（みどりむし）の特有成分で、きのこなどに含まれる「**β‐グルカン**」と呼ばれる多糖類です。パラミロンは腸の働きを刺激するだけでなく、乳酸菌やビフィズス菌のエサになり、善玉菌を増やして腸管免疫を活性させます。このパラミロンに「複合乳酸菌（EC‐12株を1兆個、FK‐23株を1兆個、EF‐2001株を1兆個）」に加えて「ビフィズス菌（BB536を1兆個）」を一緒に摂取し、マクロファージを活性化させています。**パラミロンと乳酸菌の相乗効果は、パラミロン単体で摂取したときの約2・8倍以上ある**ことが確認されています。乳酸菌は腸への多様性を考えてさまざまな株を摂取することが理想的です。また、乳酸菌は腸に刺激を与えるので、生菌であっても死菌であっても効果はほとんど変わらないと言われています。また、がん患者に対する代替医療（免疫療法）では、1日3～4兆個以上の乳酸菌を摂取することが推奨されています。

マクロファージ活性化療法の効果実感

これら4つのマクロファージ活性化療法を継続している私の効果実感としては、「慢性前立腺炎」「前立腺肥大」の苦痛から解放されました。定期検査では前立腺が奇跡的に縮小しており、「前立腺肥大が進行することはあっても、縮小することは基本的に考えられない」と、ドクターも驚いておられました。数年間、さまざまな病院を受診し、抗生物質や漢方薬などで治療を行いましたが、完治することはできなかったので、マクロファージ活性化療法の効果に感動しました。また、数年間悩まされた「慢性歯周炎」も劇的に改善し、歯科医の先生も驚いておられました。ブラッシングをしても出血しないようになり、歯周ポケットの深さも改善しました。

「新型コロナウイルス」に感染したときは、微熱が1日、喉の痛みが2日で治まり、後遺症もなく、発症から3日目で体調は完全回復しました。マクロファージ活性化療法を始める前は、NK細胞やT細胞がレッドゾーンに入っていたので、「新型コロナウイルスに感染すると中等症以上になるのではないか……」と心配していました。この結果も、マクロファージ活性化療法によって免疫力が回復したことによるものだと確信しています。

そして、私が抱えている病で、多発性骨髄腫を発症するリスクのあるMGUS（意義不明の単クローン性ガンマグロブリン血症）は大学病院でも治療方法がないため、経過観察するしかなく、半年ごとに血液の精密検査を続けています。マクロファージ活性化療法を始める前は、血液検査値が悪化し不安な毎日でしたが、先日の定期検査では初めて血液検査値が正常範囲内に収まり、信じられないほどの好結果（完全寛解）が出ました。

マクロファージ活性化療法を始めて12カ月が経過しましたが、持病が改善し、倦怠感がなくなりました。体調が優れていることがとても気持ちよく、ジムでのトレーニングやゴルフなどのスポーツ復帰をすることもできました。

※注18　腸のパイエル板
パイエル板は、免疫誘導組織です。小腸・大腸に代表される広大な粘膜面にはパイエル板と呼ばれる粘膜関連リンパ組織がつくられています。他には、眼や鼻、口、喉、気管支などに分布しています。

※注19　ＬＰＳ
ＬＰＳを持つグラム陰性菌は、土壌中に多く存在しています。そのため、野菜や穀類、海藻には多くのグラム陰性菌がついています。加熱などの調理の過程で細菌は死んでしまいますが、ＬＰＳが壊れてしまうことはありません。ただし、近年食事から摂取できるＬＰＳは低下しているので、良質のＬＰＳサプリメントを摂取することをおすすめします。

第6章「細胞を元気にするビタミン・ミネラルとマクロファージの活性化療法」ポイント

◎現在服用しているサプリメントを一旦やめる。　⇩163ページ
◎塩分を控えて、缶飲料は飲まない。　⇩164ページ
◎「マグネシウム入浴剤」を使用する。　⇩166ページ
◎マグネシウム（あおさ、わかめ、ひじき、アーモンド）を摂取する。　⇩166ページ
◎亜鉛（生牡蠣、牛赤身肉、カシューナッツ、卵）を摂取する。　⇩168ページ
◎ビタミンC、ビタミンB群、ビタミンDを摂取する。　⇩175~179ページ
◎「ビタミンDサプリメント（2000IU以上）」を摂取する。　⇩179ページ
◎アミノ酸でキレートされた「マグネシウムサプリメント」を摂取する。　⇩179ページ
◎「パラミロン+乳酸菌サプリメント」を摂取する。　⇩186ページ
◎「LPSサプリメント」を摂取する。　⇩189ページ

第7章

怪我の回復を早めるために

1 炭酸入浴のススメ

10カ月通院しても回復しなかった肩の痛み

私は自宅で自重トレーニングをして左肩を痛めました。以前にもジムのベンチプレスで左肩を痛めたことが何度かあったので、2~3週間ほどトレーニングを休めば回復すると思っていました。しかし、数カ月経っても治る気配がなく、整形外科や整骨院、整体院、スポーツ整形などに約10カ月通院しましたが、回復する兆しはありませんでした。

痛みがさらに増していき、スポーツをするにもかなりの苦痛を伴う状態になっていたとき、友人から「プロ野球のチームドクターで名医がいる」と教えてもらい、受診してみました。

検査結果は「肩腱板《かたけんばん》及び関節唇《かんせつしん》損傷」で、手術をしなければ回復することはなく、時間の経過とともに完全断裂のリスクもあるとのことだったので、全身麻酔で約2時間の手術を受けました。

手術後のリハビリで行った「アイシング療法」と「炭酸入浴」

退院後は、理学療法士の先生によるリハビリです。再断裂する患者さんも一定数いるということだったので、慎重なリハビリが始まりました。理学療法士の先生に「どうすれば早く治りますか？」「患者さんの中で早く治ったいい事例はありますか？」と質問したところ、「約1カ月で患部を固定している装具が外れると思いますから、その後はアイシング療法と炭酸入浴を試してみてください」と言われました。

「**アイシング療法**」とは、表面の霜を水で洗い流した氷を氷嚢《ひょうのう》に入れて患部を15分間冷やし、1時間後にまた15分間冷やすことで、痛みを感じる神経の活動を抑えて痛みを緩和し、その後に血流が活性化することで、自然治癒を促す療法です。

「**炭酸入浴**」は、お風呂に炭酸入浴剤を入れて、約20分間入浴します。お湯に溶け出した炭酸ガスが皮膚から血管に入ることによって末梢血管が拡張し、血行が良くなります。体が芯から温まって疲れが取れやすくなるのが特徴で、ぬるめのお湯でもしっかり体を温めることができるので、熱いお湯に浸かるのが苦手な人にもおすすめです。自然治癒を促すためにも、炭酸が高濃度の商品を選ぶことが大事になります。

私のおすすめは、「重炭酸湯タブレット」です。重炭酸湯タブレットは24時間濃度が持続し、優しいまろやかな湯ざわりで、全身の血行が良くなって、肌の細胞の生まれ変わり（ターンオーバー）が活発になります。炭酸ガスには肌表面の古い角質を取り除く効果もあり、美肌にも効果が期待できます。

神戸には有名な有馬温泉がありますが、有馬温泉に入浴すると湯冷めしにくいのは、間違いなく炭酸泉のチカラです。このようなことから、「怪我や病気からの回復のために温泉に入る」という日本の文化は理に適っていると言えます。

2 高気圧酸素ＢＯＸ

高気圧酸素ＢＯＸとは

プロ野球選手が試合に出場しながら、怪我の回復を早めるために酸素カプセルに入るというのは有名な話です。元阪神タイガース選手の金本知憲《ともあき》さんが１４９２試合連続フルイニング出場の世界記録を樹立しましたが、酸素カプセルを使用することで怪我の回復を早めて、休むことなくフルイニング出場していました。

この酸素カプセルは、アスリートだけではなく、美容と健康にも優れた効果を発揮します。私は自宅に高気圧酸素ＢＯＸを設置しました。この酸素ＢＯＸは、１・３気圧まで気圧を上げることができます。１　３気圧とは、赤ちゃんがお母さんのお腹の中にいるときの気圧と同じで、水深3mの水中に横たわるのと同じ圧力が体にかかることを意味しています。

高気圧酸素BOXは、気圧を上げることによって体内の血液に酸素が溶けやすくなります。この効果によって**体細胞の隅々まで酸素が行き渡り、体内の組織が活性化し、新陳代謝が高まります。**特に毛細血管が集中している脳や眼などに効果が出やすいと言われています。また、睡眠不足の解消や集中力アップ、眼精疲労や肩こりに効果があり、酸素が届きにくい手先や足先にも効果が出やすく、冷え性の改善も期待できます。さらに、新陳代謝が上がることからダイエット効果も期待できます。

一度溶け込んだ血液中の酸素は約72時間かけて元の状態に戻るので、私は週に3回60分、疲労感があるときは90分、高気圧酸素BOXに入って仕事をしています。

高気圧酸素BOXの効果実感

私が高気圧酸素BOXで得られた効果実感は、以下のとおりです。

①治癒力の向上……傷、骨折、靭帯損傷、肉離れなどの回復
②リラックスする……ストレスからの解放、神経の緊張の緩和
③スッキリする……慢性的な眠気や頭痛の改善
④視界が良くなる……デスクワークなどによる眼精疲労の改善
⑤酸素を補給する……鼻炎、喫煙、呼吸が浅いなど、低酸素の改善
⑥二日酔いの回復……アルコール由来のアセドアルデヒドの分解
⑦肌がキレイになる……皮膚細胞の活性化、ターンオーバーの正常化

モデルさんが撮影前に酸素カプセルに入るのは、「肌のハリが出て艶《つや》が出る」「肌のくすみが消える」「目元が引き締まり、顔がスッキリ見える」などの効果があるためで、芸能プロダクションが酸素カプセルを所有しているのは有名な話です。

高気圧酸素BOXに週2～3回入ると、目に見えて肌がキレイになり、視界が良くなることが実感できると思います。高気圧酸素BOXは、飛行機に乗っても大丈夫な方であれば、基本的に利用可能だと言われていますが、次のような方は注意が必要になります。

①インスリンを使用している方
②ペースメーカーを使用している方
③薬を服用しても正常値にならない高血圧の方
④妊娠中の方
⑤耳抜きができない方
⑥通院中の方（主治医への相談が必要）

3 高濃度水素ガスを吸引する

水素水と水素ガスの違い

水素水がよく売れていたのは、記憶に新しいところではないでしょうか。

天然の水素水は、水素濃度が低くペットボトルに充填している間に水素はなくなってしまうと言われています。それは、地球上で水素が最も小さな分子であるため、どのような容器に入れても保存することは不可能だからです。

水素を体内に取り込むと「イオン」となってミトコンドリアに働きかけ、**細胞の活性化や抗酸化力、免疫力の向上をもたらし、同時に悪玉活性酸素だけを選んで結合し、水となって除去してくれます。**

水素ガス吸引は、主に脳や気管支、肺、筋肉への効果が期待できると言われています。
また、再生医療クリニックなどで導入されている水素点滴は血管に拡散されるので、全身に確実な効果が期待できると言われています。

水素は細胞を活性化させる

私は、水素ガスを吸引できて、水素水もつくれる携帯用水素発生器を使用しています。この携帯用水素発生器は、1200ppbの高濃度水素水を3分30秒でつくることができます。また、3万8000ppmという高濃度の水素ガスを1分間に76㎖生成します。

一般に販売されている水素水に含まれる水素のマックスが1・5ppmほどなので、水素ガスを吸引することで、約2万5000倍の水素を体内に取り込むことができます。私は毎日、自宅で仕事をしながら水素ガスを30～60分吸引し、その後に水素水を飲んで就寝しています。

手術後、リハビリに約6カ月通院していましたが、本章でご紹介した「**アイシング療法**」「**重炭酸入浴**」「**高気圧酸素ＢＯＸ**」「**水素ガス吸引**」を継続した成果として、肩の痛みが再発することもなく、理学療法士の先生の予想よりも数カ月早くスポーツ復帰することができました。

そのほか、目に見える効果実感として、肌のキメが細かくなり、自然な艶が出るようになりました。また、夜にパソコンを使用するときに眼鏡を使用しなくても大丈夫になりました。髪が伸びるのが早くなり、ヘアカットは2週間に1回するようになりました。これらはすべて、細胞の活性化によるものだと確信しています。

4 つらい痛みを和らげる切り札

ハイボルト治療が注目される理由

私は転倒して肩を強打し、1カ月以上経っても痛みが引かないため、病院でMRI検査をしました。診断結果は肩の滑液包炎《かつえきほうえん》で、炎症がかなりひどく広範囲に広がっていました。鍼灸院や整骨院を経営している友人の社長に相談したところ、ハイボルト治療をすすめられました。ハイボルトは、**通常の電気治療機器よりも強い高電圧の刺激で、つらい痛みを瞬時に改善することを得意**としています。即効性が高く、多くのスポーツ選手が愛用していることで話題になっています。病院で検査して、骨に異常がなければ痛み止めや湿布が処方されるのが一般的ですが、根本的な改善にはならないことが多いようです。

それは、痛みの原因が筋肉や筋膜の拘縮《こうしゅく》、腱や靭帯の損傷、ズレなどから起こっていることが多いからだと言われています。そのため、軟部組織を修復させる効果が期待でき、筋肉を支配している神経に働きかけることで痛みが生じるサイクルをブロックできることから、ハイボルト治療が注目されているのです。

私は、上がらなかった肩が一度のハイボルト治療で上がるようになり、痛みもかなり和らぎました。つらい痛みにはハイボルト治療です。

5 有用性の高い還元ミネラル水

還元ミネラル水とは

原料メーカーの工学博士から、世界特許の原料をご紹介いただきました。「**還元ミネラル水**」という原料で、2017年にパリのルーブル美術館で開催された化粧品展示会「COSMETIC360」で、化粧品原材料部門の約3500種の中から最優秀賞を受賞したものです。私自身、さまざまな用途で約1年間試させていただきました。感想としては「**有用性が高く、効果がはっきり目に見える原料**」、この一言に尽きるものでした。

この還元ミネラル水をどのような用途で使用したのか、効果はどのようなものだったのかをご紹介させていただきます。

①虫刺され

外出先で特に顔周辺を蚊などに刺されたとき、人と対面する仕事をされている方はとても困ってしまうのではないでしょうか。私は首筋などをよく蚊に刺されましたが、この還元ミネラル水をスプレーしたら、すぐ痒みがなくなったことが驚きでした。そして、お風呂上がりに患部にスプレーすると、翌日には刺されたところが小さくなって、今までより早く治りました。虫刺されには、まず解毒が必要なので、刺された直後にスプレーするほうが腫れも小さくなりました。特に夏場は、還元ミネラル水を携帯しておくように心がけていました。

②日焼けによる炎症

ゴルフをするときは必ず日焼け止めを使用しますが、それ以外のときは日焼け止めを使用するのをうっかり忘れてしまうことがあります。急に日差しが強くなったときは、顔や腕が赤く炎症を起こしてしまうことがありました。このような場合は、紫外線を浴びてから12時間以内に還元ミネラル水を日焼けしたところにスプレーすることで、炎症が早く治りました。

　それまでは化粧水をつけて保湿することぐらいしかできていなかったので、この効果にも驚きました。紫外線は、シミの原因になり、皮膚がんのリスクを高めるので、この還元ミネラル水による予防効果を期待して使用しています。

③吹き出もの

　気がついたら、顔や体に吹き出ものができていることがあります。このようなときは、気づいたらすぐに還元ミネラル水を患部にスプレーすることで、症状が2～3日で治まりました。還元ミネラル水による殺菌効果によって、肌を清潔に保つことができているからだと思っています。

④手荒れ・切り傷

　ゴルフをすると、右手だけ手荒れします。また、うっかり切り傷をつくってしまうことがあります。このようなときも還元ミネラル水を患部にスプレーすることで、傷の治りが早くなる実感がありました。また、冬場は特に利き手の手荒れが激しく、ハンドクリームを塗るのは使用感が苦手なため困っていましたが、還元ミネラル水には油分が含まれておらず、不快な感じが一切ないため、一年中使いやすいのもうれしいことでした。

⑤口内炎

口内炎にはさまざまな症状がありますが、口の横側が切れるもの、頬の内側にできるもの、舌の上や下にできるものなどがあります。病院に行くと口内用のステロイド軟膏が処方されますが、使用するのはかなり抵抗がありました。このようなときにも還元ミネラル水を患部にスプレーすることで、症状が改善することを実感できました。また、口内炎の予防にも効果的なことがわかりました。

⑥唇の乾燥

乾燥する季節には、唇が荒れることがあります。このようなときはリップクリームを塗る方が多いと思いますが、私はリップクリームを塗った後に何かを飲んだり食べたりすることに抵抗があるので、使用するのをためらっていました。出先で乾燥が気になったときも、リップクリームを携帯することはなかったので我慢するしかありませんでした。このようなときにも還元ミネラル水をスプレーすることで、唇の乾燥が気にならなくなりました。

⑦プレスキンケア

毎日、入浴時に洗顔して、お風呂上がりに化粧水と美容液をつける習慣がありましたが、新しい習慣として、還元ミネラル水をスプレーし、なじませて少し放置してから化粧水と美容液をつけるようにしました。目に見える効果として、肌のキメが細かくなり透明感が増すのが実感できました。

この還元ミネラル水は、**肌の「セラミド」の生成を促進する力が優れており、同時に解毒や炎症を抑える力も高く、あらゆる皮膚トラブルに効果を発揮する**ことがわかりました。今では、肌のトラブルすべてに使用しており、不安の解消のために常に携帯しています。

還元ミネラル水は、さらに海塩ミネラルを黄金比ブレンドした「**Opus Sea ミネラルスキンウォーター**」として、フォーエバーハピネス社から発売されています。詳しくは、Web サイト「forever-happiness.com」をご覧ください。

第7章「怪我の回復を早めるために」ポイント

◎アイシング（15分間）を1日2回行う。　⇩193ページ
◎炭酸入浴（重炭酸湯タブレット）を使用する。　⇩194ページ
◎温泉に入る。　⇩194ページ
◎高気圧酸素カプセル、またはBOXを試してみる。　⇩196ページ
◎高濃度水素ガス吸引を試してみる。　⇩200ページ
◎ハイボルト治療を試してみる。　⇩202ページ
◎「還元ミネラル水」（虫刺され、日焼けによる炎症、吹き出もの、手荒れ・切り傷、口内炎、唇の乾燥、プレスキンケア）を携帯する。　⇩204ページ

第8章

いい健康習慣をつくる

1 リーキーガット症候群

リーキーガット症候群とは

リーキーガット症候群は、腸内環境の悪化などにより腸の粘膜の機能が低下して、腸の中の有害物質が体の中に入り込んでしまうことで起こるさまざまな症状を指します。

人間の臓器の中で、腸がとても大切な役割を果たしていることは、よく知られています。腸には300〜1000種類とも言われる微生物が存在しています。

腸の粘膜が傷つくことで、アミノ酸レベルまで分解されなかった未消化の、漏れ出てはいけない食べ物の細かい粒が体の中に流れ込みます。人間の免疫システムは、これを異物と見なして攻撃し、その結果として起こるのがアレルギーです。

単にアレルギー反応が起こるだけでなく、通常であれば栄養として吸収されるはずの栄養成分がアレルギーを起こしているので、栄養障害を合併することが多いと言われています。

リーキーガット症候群の症状

リーキーガット症候群が引き起こす全身の不調には、次のようなものが挙げられます。原因不明の熱、筋肉痛、関節痛、胸やけ、吐き気、息切れ、腹痛、お腹が張る、消化不良、爪が弱くなる、不眠症、記憶力低下、集中力低下、疲労感、下痢、便秘、口臭、神経過敏、食欲低下、ニキビ、じんましん、などです。

第2章で述べたとおり、私は「リーキーガット症候群の中等症」と診断されました。その原因として心当たりがあったのは「**薬**」「**人工甘味料**」「**玄米**」でした。

薬に関しては、50歳を過ぎたあたりから、「慢性前立腺炎」と診断され、やむを得ず定期的に薬を服用していました。また、糖質を気にしていたので、白米ではなく玄米を食べて、人工甘味料を日常的に摂取していました。

ドクターからは「薬は腸の粘膜に大きなダメージを与えるため、ラクトバチルス・プレビス（ラブレ菌）などを同日に摂取しながらでなければ、リーキーガットのリスクが高まる」と言われました。

玄米は、人間の消化器官では消化しきれないために腸に傷がつきやすく、人工甘味料も同じだと言われています。リーキーガット症候群の治療は、まず原因となっているものを完全にやめることからのスタートになります。

また、腸内環境を悪化させる「**グルテン**」も問題です。

グルテンは小麦粉に含まれるタンパク質で、うどんのコシ、パンのふわふわ、餃子のもちもちとした食感も、このグルテンの働きによるものです。

ところが、このグルテンを含有する小麦は、世界的に遺伝子組み換え技術が進み、以前の小麦とは違ったものになりつつあります。これによりグルテンの構造も変化しています。まず、グルテン含有量が大幅に増え、グルテンに含まれる「グリアジン」というタンパク質も増えています。このグリアジンは、花粉症やアトピー、喘息などのアレルギーの一因として問題視されています。また、小腸の壁の結合を壊す作用があると言われています。

パンが好きでやめられないという人が少なくないようですが、その背景として、このグルテンには、脳に対してモルヒネのような効果を及ぼし、中毒性があることが明らかになっています。そこで私は、パンが食べたくなったときは、「大豆パン」に「オリーブオイル」をつけて食べることで、パンを美味しく食べながら、グルテンのリスクを抑えるようにしています。大豆パンとは、小麦粉の代わりに大豆粉を使用する**「グルテンフリー」**で、糖質が低いパンです。普通のパンと比べて甘みが少ないため、オリーブオイルと一緒に食べるのがおすすめです。

「カゼインフリー」の食事も重視する

また、「グルテンフリー」と同様、**「カゼインフリー」**の食事も重視する必要があります。近年、スポーツ界でも最高のパフォーマンスを考えて、**「カゼイン&グルテンフリー」**の食事を取り入れている選手が増えています。

カゼインは、牛乳などに含まれるタンパク質です。乳汁《にゅうじゅう》中のタンパク質は、このカゼインとヨーグルトなどに見られる透明の上澄み成分である「乳清タンパク質（ホエイ）」に分けられます。

ここで問題になるのが、牛乳に含まれるカゼインは分解されにくく、未消化のまま腸に入ると、腸の粘膜に傷をつけて炎症を起こすことです。この炎症が繰り返し起こると、次第に腸の粘膜の目が粗くなり、「リーキーガット症候群」を引き起こすと言われています。

また、牛乳に含まれるカゼインは、カルシウムと結合してカルシウムの吸収を高めるとともに、体内でカルシムを運ぶ役割も担っています。

カルシムはマグネシウムとお互いに協力しながら、体内で恒常性を保っていますが、牛乳にはマグネシウムの量が少なく、カルシウムが多いため、バランスが非常に悪いのです。通常は「1：1」の割合で摂るのがよいとされていますが、牛乳は「カルシウム11：マグネシウム1」であるため、牛乳に含まれる大量のカルシウムが体内のカルシウムとマグネシウムのバランスを崩すことで、さまざまな疾患の原因となっていると言われています。

カゼインが含まれる代表的な食品は、牛乳、牛乳からつくるヨーグルト、チーズ、練乳、アイスクリーム、生クリームなどで、バターはほとんどが脂質なので対象外になります。

8 私のリーキーガット症候群克服法

私は、リーキーガット症候群の中等症を克服するために、「**カゼインフリー**」「**グルテンフリー**」「**加工食品フリー**」「**人工甘味料フリー**」の4つを実践し、腸の粘膜を修復するために、「**L-グルタミン**」を空腹時に摂取しました。腸内細菌は多様性が大切なので、**3〜4種類の異なる「乳酸菌」や「ビフィズス菌」を毎日摂取しました。**食事では、粘膜を修復する**良質のフコイダン（硫酸化多糖体）**を含む「沖縄産もずく」と乳酸菌（ラブレ菌）が豊富な「京都産すぐき」を今でも毎日食べています。

2 加工食品を避ける

加工食品の問題は「保存料」などの添加物

加工食品の問題は色々ありますが、その1つは、「**保存料**[※注20]」などの添加物です。

昔の人たちは、食材を塩蔵や発酵などの技術で保存していました。しかも発酵食品は、菌が食品を分解することで、味や香り、栄養素がさらに増し、腸内環境まで良くするという効果も得られていました。

しかし、コンビニのおにぎり、お弁当、サンドイッチなど、安価でかつ腐りにくい食品が身近な現代では、合成添加物で保存を補っているケースがほとんどです。

保存料というのは、言い換えれば殺菌剤なので、「加工食品は腐りにくい」ということは、微生物が生きられない環境であるということです。

合成添加物が腸内環境を破壊する

免疫力の70％以上は「腸」で生成されていると言われていますが、その腸内環境を大きく左右している**腸内細菌（善玉菌）は、合成添加物によって減少**します。

つまり、合成添加物が腸内環境を破壊するのです。また、砂糖や塩、化学調味料などを多く使った加工食品は、味覚を鈍らす可能性があります。そして、味覚が異常になると、素材本来の自然な味わいがわからなくなり、もっと強い刺激がないと「美味しい」と感じなくなり、また加工食品を食べるという繰り返しが続きます。

このようにアルコールやニコチン依存と同じように、味の濃い加工食品に依存するようになってしまうので、加工食品に対する意識を持つことが大切です。

※注20　保存料
食品に含まれる代表的な保存料には、食品中の微生物の増殖を抑える働きがあります。保存料には、

酸性が強い食品で効果を発揮する「酸型保存料」と、食品の酸性度に左右されないで効果を発揮する「非酸型保存料」の2種類があります。酸型保存料にはソルビン酸、安息香酸、プロピオン酸などが、非酸型保存料にはナイシンなどがあります。

3 腸内環境を整える

乳酸菌に対する誤った認識

繰り返しになりますが、**腸内環境を整えるためには、腸によくないものをやめる**ことが一番大切です。その上で、腸に必要なものを足していくことになります。

腸内環境と言えば、「乳酸菌」と思われる方が多いのですが、乳酸菌は腸まで届く設計のものでも、そのまま腸に生着することはできないと言われています。腸粘膜には免疫が張り巡らされており、自分の仲間だと認めないものは、その場で排除を行うからです。それでも乳酸菌を摂取するのは、**腸内フローラバランスの改善に役立つ**ためです。

私が「乳酸菌を摂取していますか？」と質問すると、ほとんどの方が「毎日○○を摂っているので大丈夫です！」と答えられますが、かなりの疑問が残ります。

その疑問は、**乳酸菌の「数」と「種類」**です。乳酸菌による免疫力向上を狙うのであれば、1日1兆個以上の乳酸菌が必要だと言われています。また、人間の腸内に存在する細菌は100兆個で1000種類あると言われており、摂取している乳酸菌が自分に合っているかどうかは、わからないからです。

自分に合う乳酸菌を摂取すると、有機酸（酢酸、酪酸、プロピオン酸など）が合成され、他の栄養素の吸収が良くなり、腸内でビタミンB、ビタミンK、セロトニンが合成されるようになります。

「短鎖脂肪酸」とは

また、腸内で合成される有機酸の1つに「**短鎖脂肪酸**[※21]」があります。この短鎖脂肪酸は、大部分が腸内細菌によってつくり出されます。その材料は、一部の食物繊維やオリゴ糖などの難消化成分です。難消化成分とは、人間が持つ消化酵素では分解できないものをいいますが、腸内細菌が持つ分解酵素はこれを分解することができ、その結果、短鎖脂肪酸をつくり出します。短鎖脂肪酸は、その大部分が大腸で吸収され、体のエネルギー源になりますが、大腸を正常に保つための栄養素として、また大腸内を弱酸性にして悪玉菌の増殖を防ぎ、腸内環境を整えるという働きもあります。さらに、カルシウムやマグネシウム、鉄などのミネラルの吸収を助ける働きもあります。

私は、善玉菌を成長させるために、以下の5つを意識して摂取するようにしています。

①悪玉菌の増殖を抑える…「**発酵食品**」（納豆、味噌、キムチなど）
②短鎖脂肪酸を増やす…「**水溶性食物繊維**」（海藻類、もち麦、ゴボウなど）
③ビフィズス菌・乳酸菌を増やす…「**オリゴ糖**」（有機バナナ、ジャラハニーなど）
④腸の炎症を鎮めて腸の動きを良くする…「**EPA&DHA**」（青魚、サケ、亜麻仁油など）
⑤腸の多様性を考える…「**乳酸菌、ビィフィズス菌**」

私の「乳酸菌、ビフィズス菌、オリゴ糖」摂取体験

私は、毎朝「複合乳酸菌」と「ビフィズス菌」、及び「オリゴ糖」を継続して摂取して

いますが、劇的な効果を実感しました。実は学生時代に100kg近く体重があったため、ダイエットを決意しました。食事を2日ごとに1回だけにして、空腹時はスイカを少し食べるというダイエットをして約4カ月で体重を55kgにまで減らしました。

しかし、その後、慢性的な便秘体質になったため、とても太りやすい体質になってしまいました。そこで、体形を維持する目的で、定期的な食事制限と筋力トレーニングを継続しています。**複合乳酸菌（1日3兆個）とビフィズス菌（1日1兆個）を継続摂取するようになってからは、慢性的な便秘が解消され、腹部がスッキリし、ウエストがサイズダウン**しました。

これらの継続によって腸内細菌のバランスを変化させ、短鎖脂肪酸の増加やGLP－1※注22の分泌を促進し、腹部脂肪の蓄積を抑制しました。腸内環境を変えることで脂肪蓄積を抑制する（＝体質そのものを変える）作用があるため、食事と一緒に摂取する必要がなく、時間も選ばないので、とても楽に摂取できています。

※注21　短鎖脂肪酸
大腸で消化されにくい食物繊維やオリゴ糖を腸内細菌が発酵することにより生成されます。短鎖脂肪

酸を増やすためには、食物繊維の摂取を増やすことが大事です。しかし、短鎖脂肪酸の産生に寄与する腸内細菌（主にビフィズス菌）が少ない腸内環境では産生できないので注意が必要です。

※注22　ＧＬＰ－１
正式には「グルカゴン様ペプチド・1」という小腸で分泌される消化管ホルモンの1つで、食欲を抑えたり、脂肪細胞への脂肪蓄積を抑えたり、インスリンの分泌を促進させる抗メタボホルモンです。

4 経皮毒と農薬除去

「経皮毒」とは

経皮毒とは、日用品である**洗剤やシャンプー、ボディソープなどに含まれる化学物質が皮膚から侵入（経皮吸収）し、体の中で有害な作用を引き起こす**ことです。

身近な例として、歯を磨いた後の食事で「味が変わった」と感じることがあると思います。これは、歯磨き剤に入っている**合成界面活性剤**（ラウリル硫酸ナトリウムなど）が舌にある味蕾《みらい》細胞（味を感じる細胞）を一時的に溶かしているからです。

この経皮毒によって、「中毒症状」を引き起こします。また、体内の抗体が毒性に対して過剰に反応することで「アレルギー」が起こります。さらに、「発がん性物質」や「環境ホルモン」などによるリスクが高まり、「認知症」「自閉症」「学習障害」「適応障害」などの原因の1つになるとも言われています。

経皮毒の体内の侵入方法としては、「化学添加物を含む食品」「野菜に残留する農薬」「カップラーメンの容器（スチレン樹脂）」「大気汚染」「合成洗剤」「化粧品」「シャンプーやボディソープ（合成界面活性剤）」「日用品に含まれる防腐剤・酸化防止剤・溶解剤」などがあります。**口から吸収された有害物質の約90％は排毒されますが、皮膚から吸収されたものは約10％しか排毒されない**と言われています。

したがって、体調に異常を感じたら、まずは日用品を変えてみることをおすすめします。オーガニック化粧品を選ぶのもいいことです。また、全国の美容室には「安心安全」をモットーとしたヘアケアやスキンケアを導入したお店があるので、悩んだら美容師に相談することをおすすめします。

農薬を除去するためには

また、現実の問題として、「野菜サラダを毎日食べると病気になる」と言われるのは、農薬のリスクです。皮をむかない野菜（野菜サラダなど）を食べるときは、農薬を除去してから食べるようにすることが大切です。農薬を除去するものには色々ありますが、私のおすすめは、「**酵素水**」です。野菜や果物に酵素水をスプレーして、浄水で洗い流すだけです。小さなお子さんがいる家庭では、ぜひご使用いただきたいと思います。

私は「ＺＥＲＯのちから」を希釈して使用しています。この酵素水にはさまざまな効果が確認されていますが、私は農薬除去に使用しています。

5 実年齢より若く見えるために

美容と健康には確かな相互関係がある

実年齢より若く見える人は健康寿命が長い。これは多くのドクターに共通する見解であり、確かなエビデンスがあります。すなわち、「美容」と「健康」には確かな相互作用があるのです。

また、実年齢より若く見える男性はバイタリティに溢れ、女性はより美しく……を表しています。つまり、健康のためにも、美容のためにも、実年齢より若く見えるために必要なことを理解し、実践することが非常に大切になります。

実年齢より若く見えるために実践すべき「引き算」と「足し算」

実年齢より若く見えるために、みなさんに日々意識していただきたいことは、兎にも角にも**「酸化」と「糖化」を抑える**ことです。

その上で「ビタミン」「ミネラル」「アミノ酸」を摂ること、そして「スキンケア」です。具体的には、まず「やめること」を決めて、次に「やること」を決めるという順番が大事になります。さらに、日常の食生活では摂取が困難なものだけに絞って、安全性が高く、効果が期待できるサプリメントを選んで摂取することをおすすめします。

(例)「やめること(引き算)」

・日焼けしない。
・レッドミート(牛肉、羊肉)は月に2回までにする。
・サラダ油の使用をやめる。
・揚げ物や炒め物は週2回までにする。

・野菜の水洗いをやめて、酵素水などで農薬を処理する。
・炭水化物を焼いたり炒めたものは極力避ける。
・空腹時に炭水化物から食べない。
・電子レンジを使うとＡＧＥｓが増加するため、極力使用しない。

〈例〉「やること〈足し算〉」

・紫外線吸収剤不使用の日焼け止めを使用する。
・無塩トマトジュースを飲む。
・加熱する料理に使用する油はオリーブオイルのみにする。
・無農薬のバナナやキウイを食べる。
・半熟茹で卵、鶏むね肉を食べる。
・大豆パンにオリーブオイルをつけて食べる。
・食事は多めの野菜を農薬除去してから食べる。
・白米ではなく胚芽米を食べる。
・麺類は無農薬の十割蕎麦、大豆麺にする。

・「R体（天然型）α－リポ酸サプリメント」を摂取する。

マラソンなどの激しい運動は、活性酸素を増やすため「酸化」が進行するので、注意が必要です。マラソンの前にα－リポ酸を摂取し、マラソン後にビタミンCの摂取や水素ガスを吸引することをおすすめします。

抗酸化をサポートするおすすめのサプリメントは、「**R体（天然型）α－リポ酸**」です。空腹時に摂取することで吸収を高めることができます。

また、抗糖化をサポートするおすすめのサプリメントは「**スルフォラファン**」「**ケルセチン**」です。食前に摂取することで、ＡＧＥｓの産生を抑えることができます。

6 健康を第一に考えたダイエット方法

なぜダイエットをするとリバウンドが起こるのか

ダイエットには、「カロリーコントロールダイエット」と呼ばれる1日の摂取カロリーを制限する記録式ダイエットや、「低インシュリンダイエット」と呼ばれる糖質摂取量をできるだけ減らす「ローカーボ」を基本としたダイエット法などがあります。

ダイエットで第一に考えたいのが、リバウンドです。では、なぜダイエットをするとリバウンドするのでしょうか。

人が生きるためにはエネルギーが必要ですが、食事制限によりエネルギー不足になります。エネルギー不足になれば、脂肪を分解してエネルギーとして使用する前に、筋肉を分解してエネルギーとして使用するため、筋肉量が落ちてしまいます。筋肉量が落ちることにより、基礎代謝が落ち、ダイエットをする度に太りやすい体になってしまうのです。

また、極端な炭水化物制限ダイエットは、骨髄の機能低下などのリスクがあり、こちらもリバウンドが起きるため、40代以降の方にはおすすめできません。

8 続けられるダイエットをする

「美容」と「健康」を考えて、続けられるダイエットをおすすめします。食べなければ確かに痩せますが、細胞は栄養失調になり、筋肉も落ちてしまいます。**大事なことは、食べないのではなく、〝食べ過ぎない〟こと**です。

特にお酒を飲む方は、「何を食べるのか」に注意が必要です。お酒を飲みながら揚げ物などを食べると、内臓はまずアルコールの分解を行い、油の分解は後回しになるため、内臓脂肪が溜まりやすくなります。また、お酒を飲みながらお好み焼きや焼き餃子を食べると、脂肪分だけではなく炭水化物も摂取するため、カロリーオーバーとなり、皮下脂肪が溜まりやすくなります。

食は人生の楽しみの1つだと考えると、お酒と揚げ物を禁止するのではなく、月に1～2回と決めて、楽しんで食べることをおすすめします。

また、健康的なダイエットをするためには、**「グリコーゲン」を溜め込まない**ことです。グリコーゲンとは、複数のブドウ糖が結びついた多糖類のことであり、肝臓で合成されます。グリコーゲンは、飲食をすることで溜まるので、**お腹が空いていないのに無理に食事をしないこと**が大事です（注　食べる時間を変えることができない場合は、軽めの食事にします）。

ダイエットにも「引き算」と「足し算」が必要

正しいダイエットとは、「引き算」と「足し算」をすることです。摂取したカロリーに対して消費したカロリーが多ければ、確実に痩せます。

グリコーゲンが増えると脂肪に置き換わるため、このグリコーゲンをコントロールすることが必須です。そこで、「夜の食事をして16時間経過してから次の食事をする」、つまり、**グリコーゲンを十分に減らしてから食事をすることで、脂肪が増えるのを抑える**ことができます。

　また、「**基礎代謝を上げるためには、筋肉を落とさない**」ことも大切です。スクワットや腕立て伏せなどでも効果が期待できるので、週に2〜3回程度は軽めの筋トレをすることをおすすめします。

　運動で脂肪を燃焼させる場合は、ランニングより「速めのウォーキング（有酸素運動）」※注23が有効です。ランニングは走り始めて約30分後から脂肪の燃焼が始まると言われています。速めのウォーキングは、脂肪をエネルギーとして最初から使用するため、歩き始めてすぐに脂肪燃焼が始まります。

　また、速めのウォーキングの前に下半身の筋トレや加圧トレーニングを行うと、成長ホルモンの分泌によって脂肪燃焼効果が上がります。この成長ホルモンは「脂肪の分解」※注24を促進するので、分解された脂肪を速めのウォーキングによって燃焼させることで、体脂肪を効果的に減少させることができるのです。

　さらに脂肪燃焼効果を高めるためには、運動の30分前に「**L-カルニチン**」※注25**を十分量摂取する**ことです。L-カルニチンは、脂肪酸を運搬する働きをするので、体内で脂肪を燃焼するミトコンドリアへ脂肪酸を運び、効率よくエレルギーに変換するために働いてくれます。エネルギー産生を行う上で、とても重要な栄養素です。

体脂肪が増えるのを抑えるためには、**食後の血糖値を上げない**ことも大切です。血糖値が急に上がるとインシュリンが分泌され、エネルギーとして消費しきれない血糖を脂肪に変えて体内に蓄積させます。食事の際は、炭水化物をできるだけ最後に食べるようにすること、また炭水化物の量を少なめにすることを意識しましょう。

サプリメント[※注26]などを使って食後の血糖値の上昇を抑えるという方法もあります。血糖値の上昇を抑えるさまざまな商品をテストしている会社があり、その会社の報告によると、実際に**血糖値の上昇を抑える効果があったのは「サラシノール」と「桑の葉茶」だけ**でした。

私のおすすめダイエット習慣

私は、美容と健康を考えたダイエット習慣として、「ラストカーボ」を実践しています。ラストカーボとは、炭水化物を食事の最後に食べて血糖値の上昇を緩やかにすることです。具体的な例として、①「もずく、またはめかぶ」↓②「焼き野菜、または野菜サラダ」↓③「味噌汁とおかず」の順に食べて、最後に④「お茶碗2分の1程度のお米」と「すぐき」を食べるようにして、血糖値の上昇をできるだけ緩やかにするようにしています。

食べ過ぎや飲み過ぎを防いで、脂肪の吸収を抑えるために、自宅での夕食時にはお酒を飲まないようにしています。その日に飲みたいと思ったお酒は、寝る1時間前のリラックスした時間に少しだけ楽しむようにしています。また、休日の朝は、**脂肪の分解と燃焼を促進させる**ために、L－カルニチンを飲んでから下半身の加圧トレーニングを30分行い、その後、速めのウォーキングを45分以上行うようにしています。

※注23

脂肪は「分解」してから「燃焼」させることで効率よく体脂肪を減らすことができます。

「分解」＝筋トレ・加圧トレーニング→「燃焼」＝速めのウォーキング（有酸素運動）

※注24

脂肪の分解には「スクワット」などの大きな筋肉に対する筋トレが効果的です。

※注25　L－カルニチン

L－カルニチンとはアミノ酸の一種で、必須アミノ酸である「リジン」と「メチオニン」を材料として肝臓で合成される成分で、20歳をピークに年齢とともに減少します。日本人の摂取量は必要量の20%程度だと言われているので、安全性の高いサプリメントでの摂取が必要になります。注意点は、サプリメント単体では吸湿性が高いため、酒石酸等でL－カルニチンをコーティングし、吸湿性をなくしたものがほとんどです。コーティングされたL－カルニチンは活性を失っており、「長鎖脂肪酸をミトコンドリアに運ぶ」という機能が発動されないので、酒石酸でコーティングされていないものをお選びください。

※注26

ダイエットの補助としておすすめのサプリメントは、「ビタミンB群」「α－リポ酸」です。

ビタミンB1は糖質の代謝、B2は脂質の代謝、B6はタンパク質の代謝に不可欠です。α－リポ酸は、体内でエネルギーの元になるATPを産生するための補酵素として働き、糖質の燃焼を促進します。

7 お酒が好きな人のための二日酔い対策

二日酔いする理由

お酒を飲みたい、でも次の日がつらいのは何とかしたい。

「酒は百薬の長」という言葉のとおり、お酒も少量であれば飲むことに問題はありません。

時には人とのお付き合いも大切なので、二日酔い対策をする必要があります。

しかし、**二日酔い対策のサプリメントは危険なものが多いので、注意が必要**です。その理由は、使用を続けることで、肝機能障害を起こす可能性が報告されている例が多くあるからです。

二日酔いが起きるのは、次の２つの理由があります。

①脱水症状

お酒を飲むと脱水症状になるので、ミネラルウォーターをしっかり飲む必要があります。ただし、脱水症状には、ミネラルウォーターを飲むだけではなく、電解質を補う必要があるので、経口補水液や人工甘味料が入っていないスポーツドリンクを飲むことをおすすめします。

②肝機能が追いついていない

お酒を飲むことで体内に入ったアルコールは、胃で約20％、小腸で約80％が吸収されます。アルコールは肝臓で代謝されますが、肝臓では、酵素の働きで「アセトアルデヒド」に分解され、さらにアセテートに分解され、血液に乗って全身を回りながら、筋肉や脂肪組織で水と二酸化炭素に分解され、息や汗、尿として体の外に排出されます。このアセトアルデヒドは、タバコの煙などにも含まれる有害物質です。お酒をたくさん飲むことで、肝臓がアセトアルデヒドを分解しきれないため、二日酔いになってしまうのです。

二日酔い対策を意識する

お酒の飲み方として、「まずはビール、その後はハイボール」という飲み方をされる方が多いですが、アルコール度数の高いものはできるだけ避けるか、炭酸または水で薄めて飲むことが大切です。

以前、酸化防止剤（亜硫酸塩）が入っていない赤ワインを友人からプレゼントしてもらったことがあります。「飲んでも翌日頭が痛くならなかったので、飲んでみて！」というメッセージでした。実際に飲んでみると、飲みやすくて本当に頭が痛くならなかったので、以後、赤ワインを購入する際はできるだけ酸化防止剤が入っていないものを選ぶようにしています。

お酒が好きな方の二日酔い対策としては、お酒を飲む前に、「ブロッコリースプラウト」を食べるか、「**スルフォラファン**[※注27]」を摂取することをおすすめします。また、お酒を飲むときは、亜鉛や植物性タンパク質を含む食品を食べて、肝機能を助けるようにすることも大切です。体調によっては急に酔いが回ることがあるので、できるだけミネラルウォーターを一緒に飲むように心がけていただきたいと思います。

※注27　スルフォラファンの摂取

スルフォラファンによって生成が促される酵素は100種類以上あります。これらは「解毒酵素」と「抗酸化酵素」と呼ばれ、体内のあらゆる臓器で活躍しています。つまり、アセトアルデヒドの代謝酵素の生成を促し、代謝を促進する作用があります。お酒を飲む前と飲んだ後に摂取することで、二日酔い対策ができます。また、「スルフォラファン」はAGEsの生成を抑えて糖化を防ぐので、「解毒」「抗酸化」「抗糖化」という3つの役割を果たしてくれます。

8 おがくず酵素浴とマコモ足湯

おがくず酵素浴とは

体調不良で自主療養しているときに、友人から紹介していただいたのが「おがくず酵素浴」と「マコモ足湯」です。

おがくず酵素浴は、電気やガスなどの人工的な熱源を使用せずに、北海道産の松と杉のおがくずを、淡路産の米ぬかと大高酵素[※注28]の酵素液で自然発酵させた温浴です。微生物の力だけで70℃近くまで上がり、体を芯から温めることができます（おがくずは空気の層があるため、実際の体感は熱めのお風呂ぐらいです）。

このおがくず酵素浴は、内臓が冷えて弱っているのを整える働きがあり、肌がすべすべになる美肌効果も体感することができます。お風呂と違うのは、湯冷めしないことです。体の芯から温まることで、冬場であってもポカポカが持続します。

マコモ足湯とは

マコモとは、イネ科の多年生植物「真菰」を原料として、乾燥→発酵→粉砕等の工程を経て微粉末にしたもので、白湯やお茶などに溶かして飲む健康食品です。

マコモには食物繊維が40％以上含まれているので、腸内環境を改善することができます。

私は浴用マコモを足湯器に入れ、マコモ足湯にして毎日約1時間入っていました。マコモ足湯は、マコモ菌のデトックス効果で体内毒素を排出します。排出された毒素や雑菌はマコモ菌が分解し浄化するので、足湯のマコモはそのまま使い続けても大丈夫です（水槽用の酸素を入れ、月に一度は数時間日光浴させるとマコモ菌が元気になります）。

体がとてもよく温まり、体温を測ると約1℃上がるのが毎回確認できました。長時間お風呂に入浴するのが苦手な人でも、足湯はじっくり入浴することができるので、おすすめです。免疫力が正常に働く体温は、「36・5℃～37・1℃」だと言われています。最近は、細胞のミネラルバランスなどが崩れることで、低体温の人が増えているので、体温を上げる刺激を与えることが大事になります。

そして、「**体温が1℃上がれば、免疫力は約6倍になる**」と言われており、体温を上げるためにできることを習慣にすることが大切になると思います。

※注28　大高酵素

北海道産主体の数十種類の植物原料を使用し、「てんさい糖」の浸透圧でエキスを抽出し、その長時間の醗酵熟成を経てつくられた健康飲料です。酵素飲料としては日本で大高酵素が初めて商品化されています。私は、大高酵素をミネラルウォーターで希釈した酵素飲料を「おがくず酵素浴」や「マコモ足湯」の前に飲んでいます。また、愛犬たちにはペット用の大高酵素を週に2回、おやつとしてあげるようにしています。

9 摂取量の上限が決められている日本のサプリメント

サプリメントに関する専門家の見解

私がドクターのカウンセリングで最初に質問されたことは、「今、飲んでいるサプリメントがあるかどうか」でした。そのぐらい**サプリメントには健康を害するリスクがある**ということです。摂取したサプリメント自体に有害なものが含まれていたり、不足しているミネラルの吸収を阻害するものが入っていることがあるなど、さまざまな事例を踏まえて教えていただきました。

また、私の友人がサプリメントメーカーに勤めていることもあり、サプリメントについて詳しく教えてもらったことがあります。その内容は衝撃的で、健康被害があるものが含まれているかどうかよりも、そもそも**有効成分が記載されている濃度で実際に配合されているのかということのほうが疑問**です。多くのサプリメントはそうではない商品が多く、「サプリメントを購入する際は、その会社の社長が信用できるかどうか、会社の経営理念などもよく調べた上で判断したほうがいい」とアドバイスされたこともあります。

サプリメント選びもドクターに相談する

再生医療のドクターが問題にしておられたことは、アメリカやヨーロッパの国々と比べて、日本のサプリメントに対する認識はまだ遅れているということでした。日本では、ほとんどのサプリメントは機能などの表示ができない、いわゆる「健康食品」に分類されています。日本とアメリカのサプリメントに関する法律の違いは、サプリメントの有効成分の配合量にも大きく表れていて、**日本の一般的なサプリメントは「欠乏症を補う量」**に対して、**アメリカのサプリメントは「病気を積極的に治療する量」**であることです。

たとえば、「ビタミンD」について厚生労働省の摂取基準によると、最低摂取量は600IU、上限量は4000IUとなっています。そのため、国内メーカーのビタミン

Dサプリメントは1カプセル当たり400～1000IUの製品が多いのですが、アメリカなどの海外メーカーは日本の倍以上の配合量の製品が多いのが現状です。

ビタミンDは免疫力を向上させ、呼吸器系の疾患に効果を発揮することが注目されています。病気の予防ではなく、病気の治療を目的としてサプリメントを選ぶときは、広告を見て通信販売で購入するのではなく、信頼できるドクターに処方してもらったサプリメントを購入して摂取することをおすすめします。

10 電磁波と塩素対策

電磁波の影響とは

皮膚は一定の電圧を持って振動しています。その皮膚に有害な人工電磁波が作用すると皮膚の電圧はゼロになり、皮膚の表面を流れる皮膚電流の流れが止まってしまうと言われています。

皮膚電流の流れが止まることでさまざまな皮膚の病気になると言われており、アトピー性皮膚炎は有害な人工電磁波が主な原因の1つになっているという考え方もあります。

電磁波対策をすることで心臓と肌が良くなるというケースがとても多いと言われるのは、心臓と皮膚は電磁波の悪影響を受けやすいということを示していると思われます。

電磁波については賛否両論がありますが、私は、電磁波のリスクを軽減するために、iPhoneやiPad、ノートパソコン、Wi-Fiルーター、テレビ、電子レンジには電磁波ブロッカーを貼り、就寝時には枕元にスマートフォンを置かないようにしています。

日本の水道水の塩素濃度は上限が定められていない

日本の水道水には、殺菌のために「塩素」が含まれています。水道水に含まれる塩素のリスクについてドクターの見解があります。塩素は、大腸菌を0.1ppmで約15分、0.2ppmであれば一瞬で死滅させるとされており、その濃度が高くなればなるほど人体にも深刻な影響を与えます。

日本の水道水の塩素濃度基準は、家庭の蛇口で0.1ppm以上であることとされていますが、問題は上限がないことです。**世界的に見ても上限が定められていないのは日本だけ**なのです。実際に日本各地の水道水の塩素濃度を測定すると、ほとんどが1ppm以上で、**他国の5~15倍**にもなると言われています。

特にシャワーの使用は大量の水滴が気化するため、**皮膚からの塩素の吸収は、飲んだと**

きの100倍にも相当します。15分シャワーを浴びると、水道水を1ℓ飲んだときの塩素量に相当するため、近年のアトピー性皮膚炎の増加の一因に水道水の問題が関係していると言われています。

日本の水道水に含まれる塩素のリスクを回避するために、キッチンの蛇口だけでなく、バスルームのシャワーヘッドにも「浄水器」をつけることをおすすめします。浄水器を選ぶ際は、日本アトピー協会推薦品のマークが入っているものが安心です。

11 病気の予防・改善と未病対策のマストアイテム

以下は、病気の予防・改善と未病対策を目的とした、私が服用しているマストアイテムです。

○第1章　体に悪い油を引く

［安全性の高い「オメガ3サプリメント」］……有害重金属や有害物質汚染の心配がない植物性のオメガ3サプリメントで、DHA（420mg）、EPA（100mg）、DPA（38mg）を含みます。私は「ワカサプリ・オメガ3」を摂取しています。

○第2章　有害重金属と有害ミネラルを引く

［天然型100％の「α－リポ酸サプリメント」］……一般的なα－リポ酸と違い、R体（天

然型）のみを使用しています。また、Ｒ体α－リポ酸を環状オリゴ糖で包接化することで胃酸に対する安定性や吸収性が向上します。私は「Opus Sea Ｒ－αリポ酸」を摂取しています。

○第３章　活性酸素を引く

［スルフォラファン・サプリメント］……３錠当たり30㎎以上の配合により、ＡＬＴ（アラニンアミノトランスフェラーゼ）を低下させます。ブロッコリー１株分相当を３錠に凝縮し、グルテンフリー植物性ＨＰＭＣカプセルを使用しています。私は機能性表示食品「Opus Sea スルフォラファン」を摂取しています。

［高カカオチョコレート］……１g当たりカカオポリフェノールを23㎎含み、砂糖不使用、低ＧＩ、グルテンフリーです。私は「ドクターズチョコレート」を食べています。

［Ｒ体（天然型）α－リポ酸サプリメント］……私は「Opus Sea Ｒ－αリポ酸」を摂取しています。

○第4章　AGEsを引く

［スルフォラファンサプリメント］……私は機能性表示食品「Opus Sea スルフォラファン」を摂取しています。

○第5章　放射性物質を引く

［スピルリナサプリメント］……添加物を一切使わない、スピルリナの持つ粘性だけで錠剤に固めています。私は「Pure スピルリナ」を摂取しています。

［茶麹サプリメント］……無農薬で、香料、保存料、賦形剤不使用の特許処方です。私は河内菌本舗の「茶麹」を摂取しています。

○第6章　細胞を元気にするビタミン・ミネラルとマクロファージの活性化療法

［ビタミンDサプリメント］……私は米国医療機関シェア1位の「pure」を摂取しています。

［マグネシウムサプリメント］……私は米国医療機関シェア1位の「pure」を摂取しています。

［ＭＡＦサプリメント］……私は神戸にある再生未来クリニックで定期的に購入しています。

［ＬＰＳサプリメント］……高濃度パントエア菌由来のＬＰＳをスプーン１杯で１日の必要量（５００μg）を摂取することができます。私は「ハイパーＬＰＳ５００」を摂取しています。

［パラミロン＋乳酸菌＋ビフィズス菌サプリメント］……パラミロンはユーグレナとしては日本初の機能性表示食品ＥＯＤ－１株１００％の「ミカレア パラミロン」を摂取しています。乳酸菌は１包当たり１兆個の乳酸菌を配合した「ベルムア ＥＦ－２００１株」を摂取しています。ビフィズス菌は１包当たり５００億個を配合した「ビフィズス菌末ＢＢ５３６」を摂取しています。

○第７章　怪我の回復を早めるために

［重炭酸入浴剤］……重炭酸入浴剤は、炭酸濃度を24時間持続し、防腐剤や乳化剤、香料、着色料、石油系化学物質、発泡剤、増量剤、界面活性剤、合成有機酸、合成保存料を使用せず、塩素を中和します。私は「ホットタブ 重炭酸入浴剤」を使用しています。

［高気圧酸素ＢＯＸ］……1・2畳で設置可能、1・1〜1・3気圧まで調整可能です。私は「タイムワールド 高気圧酸素ＢＯＸ」を使用しています。

［高濃度水素ガス］……3万8000ppmの水素ガスと1200ppbの水素水です。ポンプにより自然呼吸で水素を吸入します。私は日省エンジニアリングの「MyShinTouSui Jet」を使用しています。

［還元ミネラル水］……肌を健やかに整え、突発的な肌トラブルにも有効です。私は〝新しいミネラルのチカラ〟「Opus Sea ミネラルスキンウォーター」を使用しています。

○第8章　いい健康習慣をつくる

［R体（天然型）α－リポ酸サプリメント］……私は「Opus Sea R－αリポ酸」を摂取しています。

［ビタミンB群サプリメント］……日本人に合わせた8種類のビタミンB群をバランスよく高配合しています。私は「ワカサプリ ビタミンB群」を摂取しています。

［ビタミンCサプリメント］……1包2000mg配合。遺伝子組み換えでないトウモロコシから作られたイギリス産のビタミンCです。私は「ワカサプリ ビタミンC」を摂取し

ています。

［スルフォラファンサプリメント］……私は機能性表示食品「Opus Sea スルフォラファン」を摂取しています。

［複合乳酸菌「乳酸菌サプリメント」］……乳酸菌サプリメント1種類には1兆個の乳酸菌が含まれており、3種類で3兆個摂ることができます。私は「プロテサンＲ ＦＫ－23」「ベルムア ＥＦ２００１」「ワカサプリ 乳酸菌 ＥＣ－12」を摂取しています。

［酵素水］……カルシム、カリウム、リン、マグネシウム、ナトリウムなどのミネラル成分を含んだ酵素水が農薬を除去します。私は「ＺＥＲＯのちから」を使用しています。

［電磁波ブロッカー］……人工電磁波を低減する電磁波ブロッカーです。５Ｇ通信機器にも対応しています。私は「電磁波ブロッカー MAXmini ５Ｇ」を使用しています。

まずは、**「何をしないのか」を決める**ことです。ここが一番肝心であり、コストゼロでできる健康習慣です。そのためにも、本書を活用していただければ幸いです。

世の中は、健康のために、「これをやりましょう」という提案が溢れています。また、色々な方法でサプリメントを販売する会社が増えています。すべて「足し算」になっています。

このように、**健康に対する提案や商品が増えているのにもかかわらず、病気は増え、生活習慣病などで亡くなる人も増え続けているのは事実**です。大事なことは「引き算」であり、まず何をしないのかを決めることです。そして、「何からするのか」を決めて習慣化していきます。

そのために、人の健康をどこから考えるのかが大切になります。本書は、私の体験をもとにして、ドクターから教えていただいたことを中心にまとめており、私個人の体験に基づく考えではありますが、「何を考えるべきなのか」「何からするべきなのか」を記載させていただきました。私は、確かな知識に基づいた良い習慣が病気の予防と未病の対策になると信じています。

12 スワイショウの驚くべき効果

スワイショウとは

大病を克服された友人の社長に、ご自身の経験を踏まえて実践している健康習慣について色々とご教授いただきました。その1つが「スワイショウ（甩手）」です。

スワイショウとは、高次元科学者として世界的評価を受け、日本サイ科学会を設立した関英男博士が推奨した腕振り運動です。空間から自由電子を集めて病気を治し、健康増進に役立つと言われています。

関英男博士は、この原理を著書『高次元科学　気と宇宙意識のサイエンス』（中央アート出版社）において、次のように解析されておられます。

M Govindan 著 Babaji に、人の寿命は呼吸数に反比例してプラナ（サンスクリット語で「生命を支える宇宙エネルギーを含む微細で不可視な粒子」）が失われる。老化というのは、物理的なことではなく、プラナの減少である…とあるが、**腕振り運動をすることでプラナが創生**され、また、腕を強く振ることにより、円運動の遠心力が足の下部血管に圧力を及ぼすと散歩と類似効果が得られ、その結果により万病を治す結果になる。

プラナと気は、現代科学では電子（e⁻）と考えられています。

スワイショウの実践

スワイショウとは、中国に伝わる健康体操で、気功や太極拳の準備運動として行われており、「腕と手をポーンと放り投げる」というものです。

手を振ったり、回転させる運動なので、手を振るスペースがあればどこでもできます。

また、病気の方や体力に自信がない方でも気軽にできる運動です。

スワイショウによって、全身の血流が促進され、「肩こり」「頭痛」「腰痛」「生理痛」「便秘」「冷え性」の改善をはじめ、高血圧や糖尿病など、さまざまな病気の養生法として効果があると言われています。また、リラクゼーション効果が絶大で、体調の改善に大きく役立ちます。

1回5分程度から始めて、慣れてくれば徐々に時間を延ばして、朝と夕方の2回行うようにするのがおすすめです。基本となる前後のスワイショウは、次のとおりです。

①両足を肩幅に開き、膝や股関節の力を緩めて立つ
②腕や肩の力を抜いたまま、両腕を前後に振る（1回につき3分間行う）
③慣れてきたら、膝を少し曲げて行う（1回につき10分間を1日2回行う）

前後のスワイショウを行う際に意識するポイントは、腕を後ろに振るときは〝しっかり〟、前に振るときは〝惰性〟で行うことです（次ページのイラスト参照）。

スワイショウの基本運動

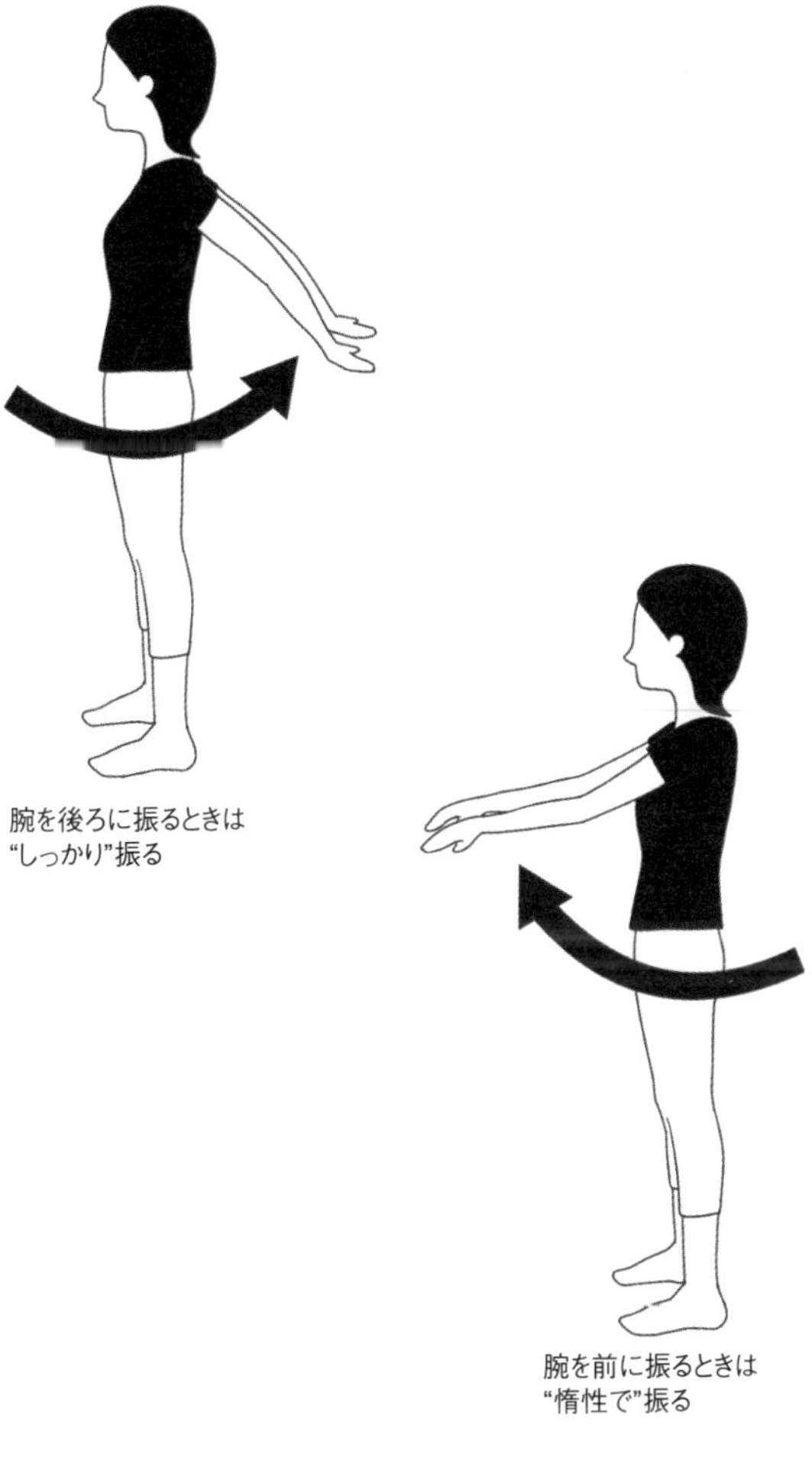
腕を後ろに振るときは
“しっかり”振る
腕を前に振るときは
“惰性で”振る

第8章「いい健康習慣をつくる」ポイント

◎人工甘味料（アスパルテーム、サッカリン、アセスルファムK、ネオテーム、スクラロース、アドバンテーム）を摂取しない。　⇩214ページ

◎グルテン（小麦粉食品）を控える。　⇩214ページ

◎カゼイン（乳製品）を控える。　⇩215ページ

◎加工食品（保存料、化学調味料）を避ける。　⇩219ページ

◎多くの種類の乳酸菌を摂取する。　⇩222ページ

◎発酵食品（納豆、味噌・、キムチ）を食べる。　⇩223ページ

◎水溶性食物繊維（海藻類、もち麦、ゴボウ）を食べる。　⇩223ページ

◎オリゴ糖（有機バナナ、ジャラハニー）を摂取する。　⇩223ページ

◎EPA&DHA（青魚、サケ、亜麻仁油）を摂取する。　⇩223ページ

◎合成界面活性剤（ラウリル硫酸ナトリウムなど）が使用されている日用品を避ける。
⇩227ページ

◎野菜や果物の農薬を避けるために、できる限り有機栽培の野菜や果物を選択する。

⇩227ページ

◎農薬除去酵素水（「ZEROのチカラ」）を使用する。 ⇩228ページ

◎レッドミート（牛肉、羊肉）は月に2回までにする。 ⇩230ページ

◎サラダ油は使用しない。 ⇩230ページ

◎無塩トマトジュースを飲む。 ⇩231ページ

◎無農薬の十割蕎麦を食べる。 ⇩231ページ

◎「R体（天然型）α-リポ酸 サプリメント」を摂取する。 ⇩232ページ

◎高純度の「スルフォラファンサプリメント」を摂取する。 ⇩232ページ

◎バスルームに塩素対策用のシャワーヘッドを取りつける。 ⇩252ページ

おわりに

私は美容商社を経営しておりますが、日々の経営では、人の問題を中心にさまざまなことが起こります。うれしいときもあれば、「本当にありがたい」と心から感謝するときもあります。逆に、悔しいときもあれば、心が折れそうなときもあります。

私は、幸運にも経営を通じて、さまざまな学びを得られる機会に恵まれました。同時に、素晴らしい人々との出会いもたくさんありました。

学び始めて数十年が経ったとき、1つの真理に気づくことができました。

その真理とは、本書の「はじめに」でも記しましたとおり、「人生は〝Soul Journey〟である」ということです。

Soul Journeyは〝魂の旅〟と訳すことができます。これは「人は魂を磨くために生まれてきた」という真理に基づくものです。このように考えるようになってから、私は、良いことも、そうでないことも含めて、すべてを受け入れることができるようになりました。

人が生きていく真の目的は、「人をしあわせにすること」であり、「人をしあわせにすることを通して、初めて自分がしあわせになれる」ということです。人のしあわせを願うことによって、人の問題もピンとくるようになりました。

ピンとくるのは、相手の「本音」と「本心」の違いについてです。つまり、相手のしあわせを願っていなければ、相手の立場に立つことはできません。相手の立場にならなければ、「本音」を聞くことができたとしても、「本心」を心の眼で見ることができないという意味です。

また、私自身が美容商社を経営しているが故に思うことがあります。それは「人がしあわせに生きていくためには、衣食住だけでは足らない」ということです。衣食住に加えて、「美容」と「健康」がどうしても必要になります。

私は、ドクターから「実年齢より若く見える人は健康寿命が長い」ということを教えていただきました。これは「酸化と糖化を抑えれば、病気の90%は予防できる」と言われていることに由来します。

本書では、「美容」と「健康」には確実な相互作用があることも記載しております。昨今、「健康寿命と不健康寿命の時代」と言われるようになりましたが、健康は失ってからでは手遅れになることもあります。「備えあれば憂いなし」という言葉どおり、病気に対する予防

・未病の対策にしっかりアプローチすることがとても大切です。

私は、これまで多くのドクターに助けていただきました。最初のご恩は母の危篤のときです。当時、私は中学生で、弟は小学生でした。校内放送で呼び出され、すぐ帰宅するように言われました。「いつかこの日が来る」と覚悟はしていました。急いで病院に行き、病室に入るとドクターが心臓マッサージをしていました。心臓に注射を打ち、肺に酸素を入れるための手動の呼吸器を数分間使用しました。そして、ドクターはその呼吸器を私に手渡して「お兄ちゃんの気がすむまで使いなさい」と言われました。私は、このドクターの優しい気持ちに感動したことを今でも鮮明に覚えています。

母は他界しましたが、闘病中の母の気持ちは、自分が親になって痛いほどよくわかりました。日本人の平均寿命を超えるまで生きることができればそれで十分ですが、小さな子どもがいるうちは、自分のためにも、家族のためにも、元気でいることが何より大事なことだと身に染みました。

経営の世界には「事前の一策は事後の百策に勝る」という言葉があります。これは、美容と健康についても当てはまります。病気になってからではなく、病気になる前に「引き算」をしてから「足し算」をする。そうすれば、多くのリスクを回避することができます。

私は多くのドクターと出会い、親身にカウンセリングしていただいたおかげで、さまざまな方法を納得して実践することができました。

患者に寄り添うのでは病気は根治しない。
あきらめずに攻めの治療をする。
治すのではなく、戻すのであれば、絶望を希望に変えることができる。
奇跡は自らが起こすものだ。

これらのことを確信することができました。こういった姿勢が真に患者に寄り添うということなのだと、自分の体験を通して教えていただきました。
あらためて、時に優しく、時に厳しくフィードバックをしていただいたドクターのみなさまに心から感謝申し上げます。

谷 義彦

【参考書籍】

『老化は腸で止められた』（東京大学名誉教授　光岡知足著）青春出版社
『老けない人は何が違うのか』（医学博士　山岸昌一著）合同フォレスト
『麹親子の発酵はすごい』（農学博士　山元正博著、医学博士　山元文晴著）ポプラ社
『血管年齢を簡単に10歳若くする方法』（東京血管外科クリニック院長　久保一人著）さくら舎
『パンと牛乳は今すぐやめなさい」』（葉子クリニック院長　内山葉子著）マキノ出版
『感染を恐れない暮らし方』（七合診療所所長　本間真二郎著）講談社ビーシー

【著者プロフィール】

谷 義彦（たに・よしひこ）

株式会社谷商会 代表取締役、株式会社フォーエバーハピネス 代表取締役
1966年兵庫県明石市生まれ。2008年大阪市立大学大学院卒業。OA機器商社で営業の根本を学んだ後、1987年父の経営する株式会社谷商会に入社。神戸エリアの美容室を開拓し、「仕事のやりがいは、商品が売れることよりも、顧客のお役に立つ喜びのほうがはるかに大きい」という仕事観を確立する。1995年の阪神・淡路大震災では、自身も被災しながらも、被災者を支援する活動を1年間続け、翌年に"がんばろう兵庫"を合言葉に、美容師と復興イベントを共催し、美容業界に希望を与えた。2010年、代表取締役に就任。経営者として確信したことは、「いかに成功するかではなく、いかに続けるか」。難病を克服後、経営者は身体が資本であり、心身ともに元気でバイタリティーに溢れていることが何より大事だと考えるようになってからは、より一層ヘルスケアに関する学習を深め、いいと思ったことは「すべて自分で試してみる」「納得したことは続けてみる」をモットに、現在も継続している。

〈公職・資格〉
全国美容用品商業協同組合連合会理事、大阪美容器具卸商協同組合専務理事、日本ヘアケアマイスター協会副理事長、AGE研究協会認定講師

株式会社谷商会（美容商品卸売業）　＊健康経営優良法人認定
https://www.kobe-tani.com
株式会社フォーエバーハピネス（健康商品製造業）
https://forever-happiness.com

【監修医プロフィール】

丁 秀鎮（てい・しゅうちん）

1999年島根大学医学部卒業。熊本大学発生医学研究所国内留学で学位取得。渡邊高記念会 西宮渡辺病院消化器内科部長を経て、2019年THE WELLNESS CLINIC（ザ ウエルネス クリニック）開院。

THE WELLNESS CLINIC
https://the-wellness-clinic.jp/

本文デザイン・装幀・本文組版:中西啓一(panix)
図版作成:橋立 満(翔デザインルーム)
校正協力:永森加寿子
編集:田所陽一、小田実紀、田谷裕章
書籍コーディネート:笹島隆博

正しい美容と健康は“引き算”から
~老化と病気を寄せつけない、今すぐ始められる生活習慣~

初版1刷発行 ●2023年12月15日

著 者 谷 義彦
発行者 小川泰史
発行所 株式会社Clover出版
〒101-0051 東京都千代田区神田神保町3丁目27番地8
三輪ビル5階
TEL 03-6910-0605
FAX 03-6910-0606
https://cloverpub.jp
印刷所 株式会社 嘉

ISBN978-4-86734-191-9 C0047